栄養機能化学
第3版

栄養機能化学研究会

[編集]

朝倉書店

執　筆　者（ABC順）

伏　木　　　亨	龍谷大学農学部食品栄養学科
早　川　享　志	岐阜大学応用生物科学部食品栄養学研究室
堀　尾　文　彦	名古屋大学大学院生命農学研究科応用分子生命科学専攻
池　田　郁　男	東北大学未来科学技術共同研究センター
岩　永　敏　彦	北海道大学大学院医学研究科組織細胞学分野
金　本　龍　平	京都大学名誉教授
金　沢　和　樹	神戸大学名誉教授
河　田　照　雄	京都大学大学院農学研究科食品分子機能学分野
宮　澤　陽　夫	東北大学未来科学技術共同研究センター
柴　田　克　己	甲南女子大学医療栄養学部医療栄養学科
寺　尾　純　二	甲南女子大学医療栄養学部医療栄養学科
吉　田　宗　弘	関西大学化学生命工学部栄養化学研究室

はじめに

　私たちヒトは，物を食べることで生命を維持している従属栄養生物である．土壌中や大気中の無機物を用いて，さまざまな物質をつくり出して成長することができる独立栄養生物の植物とは大きく異なる．従属栄養生物は，食べた物を体内で分解して，体や脳を動かすエネルギーを，また体をつくり替えるエネルギーを得ている．そして，食べた物質を素材にして体の組織をつくっている．したがって，何を食べたかによって，体の動き，体の状態，さらには脳や神経系の働きまでもが大きな影響を受ける．ヒトは食物を一日に1kgほど食べる．食物は単に生命を維持するためだけではなく，ヒトの体の状態のすべてを左右する．このような，食物がヒトの体の働きを調節している機序を議論するのが栄養機能化学である．

　栄養機能化学は私たちに最も身近な学問であり，私たちが自らの生命を維持するために必須の基礎学問である．しかし，食物成分が体の中でどのように機能しているのかを理解するには，その前に生命現象のすべてを理解しなければならない．ところが，生命現象には未知の部分が多く，栄養機能化学の情報にも不十分な点が多い．それでも近年の研究の進歩で，エネルギー源になる，体の成分になる，あるいはそれらの代謝を補助するなどの，栄養素の糖質，脂質，タンパク質，ビタミン，無機質などの機能は理解できるようになった．さらに，栄養素以外の有用成分の機能もおおよそ把握できるようになった．

　本書では，栄養化学の研究成果を踏まえ，それに大きく学んで，栄養素の役割を詳述し，栄養素以外の食物成分として1985年ごろから注目を集めている機能性非栄養素のヒトの健康維持に貢献する役割についても，信頼できる研究情報をもとにまとめた．

　2015年2月

栄養機能化学研究会

目　　　次

序章 「栄養機能化学とは」 ………………………………………………………1
　1. 生命と栄養素 ………………………………………………………………1
　2. 食習慣と健康維持 …………………………………………………………2
　3. 栄養機能化学の役割 ………………………………………………………5

1. ヒトの細胞：消化管から神経まで ……………………………………………8
　1.1　消　化　管 ………………………………………………………………8
　1.2　細胞の役割分担 …………………………………………………………21
　　1.2.1　生体膜の構造と機能 ………………………………………………21
　　1.2.2　細胞のシグナル伝達と遺伝子発現 ………………………………22

2. 栄養素の消化・吸収・代謝 ……………………………………………………33
　2.1　栄養素の消化・吸収の場としての消化管 ……………………………33
　2.2　栄養素の吸収 ……………………………………………………………37
　2.3　ホルモン応答 ……………………………………………………………40

3. 栄養素の機能 ……………………………………………………………………46
　3.1　糖　　　質 ………………………………………………………………46
　　3.1.1　糖質の種類と構造 …………………………………………………47
　　3.1.2　代謝と機能 …………………………………………………………47
　　3.1.3　糖質にかかわる疾病 ………………………………………………61
　　3.1.4　糖質の適切な摂取量 ………………………………………………62
　3.2　脂　　　質 ………………………………………………………………63
　　3.2.1　脂質の種類と構造 …………………………………………………63
　　3.2.2　脂質の消化・吸収 …………………………………………………68
　　3.2.3　脂質の代謝とその調節 ……………………………………………70

目 次

- 3.3 タンパク質 …………………………………………………………84
  - 3.3.1 タンパク質の構造と機能 …………………………………84
  - 3.3.2 タンパク質の代謝 …………………………………………90
  - 3.3.3 アミノ酸代謝 ………………………………………………94
  - 3.3.4 タンパク質栄養 ……………………………………………96
- 3.4 ビタミン ……………………………………………………………102
  - 3.4.1 ビタミンB群 ………………………………………………103
  - 3.4.2 ビタミンC …………………………………………………113
  - 3.4.3 脂溶性ビタミン ……………………………………………115
  - 3.4.4 ビタミン様物質 ……………………………………………122
- 3.5 無 機 質 ……………………………………………………………123
  - 3.5.1 無機質の生体での役割と恒常性 …………………………123
  - 3.5.2 無機質間の相互作用 ………………………………………124
  - 3.5.3 無機質の必要量，1日摂取量，および給源 ……………125
  - 3.5.4 無機質各論 …………………………………………………126

4. 非栄養素の機能 …………………………………………………………133
- 4.1 食物繊維 ……………………………………………………………133
- 4.2 オリゴ糖 ……………………………………………………………139
- 4.3 植物性食品に含まれる非栄養素 …………………………………139
  - 4.3.1 ポリフェノール・フラボノイド類 ………………………140
  - 4.3.2 カロテノイド・キサントフィル類 ………………………143
  - 4.3.3 テルペノイド類 ……………………………………………146
  - 4.3.4 システイン誘導体類 ………………………………………148
  - 4.3.5 その他の機能成分 …………………………………………150
  - 4.3.6 抗酸化能と病気予防 ………………………………………153
  - 4.3.7 発がんとがん予防成分 ……………………………………155
- 4.4 アルコール …………………………………………………………160

5. 酸素の機能 ………………………………………………………………163
- 5.1 酸素を利用した生体防御系 ………………………………………163

目 次

 5.1.1　食細胞と殺菌作用 …………………………………………163
 5.1.2　CYP の役割 …………………………………………………165
5.2　生体シグナルとしての酸素 ……………………………………167
 5.2.1　エイコサノイド ………………………………………………167
 5.2.2　一酸化窒素 ……………………………………………………170
 5.2.3　過酸化脂質 ……………………………………………………173
5.3　酸素毒に対する防御 ……………………………………………174
 5.3.1　活性酸素とは …………………………………………………175
 5.3.2　活性酸素の毒性 ………………………………………………176
 5.3.3　酸素毒の防御系 ………………………………………………176
 5.3.4　ヒト血漿での抗酸化防御機構 ………………………………179
 5.3.5　食品中の抗酸化成分 …………………………………………181

6. 水の機能 …………………………………………………………186
6.1　のどの渇きと飲水 ………………………………………………187
6.2　発　　　汗 ………………………………………………………188
6.3　腎臓からの尿排泄 ………………………………………………188

参　考　書 ……………………………………………………………190
索　　　引 ……………………………………………………………193

序章 「栄養機能化学とは」

1. 生命と栄養素

　ヒトは食べることで生命を維持している従属栄養生物である．したがって，日々の食物がそのヒトの体のすべての状態，脳の働きや性格までも左右する．このような食物成分の機能の機序を議論するのが本書『栄養機能化学』である．

　栄養機能化学は，食物成分が化学物質として体の受容体などに作用し，体の機能を調節していることを理解する学問である．それはどのようなことであるか，デンプンの成分のグルコースを例にあげてみてみよう．

　私たちはお腹が空くと食べ物が欲しくなる．とくに，疲れたときは甘い糖質を求める．糖質はグルコースとしてすぐにエネルギーに利用できるからであるが，この本能的欲求はどのように起こるのだろうか（図1）．私たちの血液中のグルコース濃度，つまり血糖値はほぼ一定に保たれている．脳は血糖をエネルギー源としており，血糖値が下がると「エネルギーが足らない」と要求する．これが

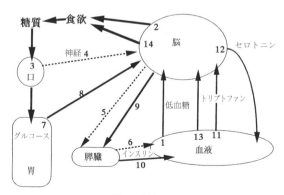

図1　食欲とは

「お腹が空いた」という最初の指令であり，糖質を少し食べると，さらに次の食欲の指令が出る．まず，味覚が糖を感知して膵臓からインスリンというホルモンを少量分泌させる．そしてグルコースが胃に入ると，胃が多量のインスリンを持続的に分泌させる．インスリンは「食べ物がくるから代謝の準備をせよ」という指令を出すホルモンで，この指令によって，血糖だけではなく血液中のアミノ酸も，一部の種類を除いてほとんどが肝臓や筋肉細胞に取り込まれる．肝臓と筋肉細胞に取り込まれなかった種類のアミノ酸は，脳が取り込む．そのアミノ酸の一つがトリプトファンである．脳はトリプトファンからセロトニンというホルモンを合成する．セロトニンは細胞の動きを活発にするホルモンで，これによってますます食欲が促進される．そして，食物をある程度食べると，それを感知してセレクチンなどのホルモンが分泌され，食欲が抑えられる．このように，ヒトの体は食物に含まれる化学物質を感知し，ホルモンという化学物質を生産して分泌することで，体の機能を調節している．

2. 食習慣と健康維持

　ヒトは食物を体内で分解してエネルギーを得，また食物の分解物を用いて体をつくり替える．この繰り返しで，生命の恒常性を維持している．したがって，栄養素のアンバランスな摂取は恒常性を乱し，それが疾患につながることが多い．とくに，がん，糖尿病，循環器疾患などの発症には食習慣が深くかかわっている．たとえば大腸がんは，日本人であれ，中国人であれ，その自国内で生活する人には少ないが，食習慣が異なる米国に移住した人には多い（図2）．胃がんはその逆で，米国では少なく，日本や中国に多い．このことは，大腸がんや胃がんの発生には人種などの遺伝的素因ではなく，日常の食物，つまり食習慣がかかわっていることを示している．

　日本人の食習慣は，1965年以前と1970年以降では大きく異なる．その要因の一つは欧米食の普及である．そして図3に示すように，悪性新生物による死亡率が増加し，糖尿病の受療率も急増している．悪性新生物とはがんを指し，食習慣の変化に一致して増加したのは，主に大腸がんと乳がんである．欧米食では肉を多く摂るが，肉の主成分は，日本人が好んで食べてきた魚と違って脂質である（表1）．主栄養素の摂取比について1965年と最近とを比較すると（図4），脂質の摂取比が増加し，炭水化物が減っている．疫学研究の結果によると，脂質の摂

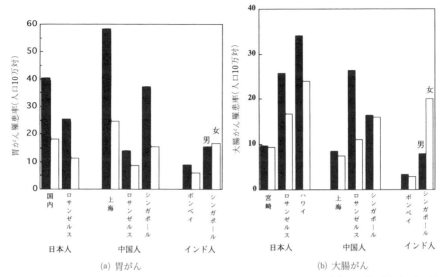

図2 自国で生活する人と外国に移住して長期間生活している人でのがん罹患率の比較（榊原　宣：胃がんと大腸がんから作図）

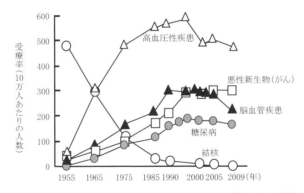

図3 主要傷病別にみた受療率の年次推移（厚生労働省大臣官房統計情報部：患者調査から作図）

取量と大腸がんや乳がんの罹患率とは正の相関がある．また，飽和脂肪酸の効果はそれを含む食品により異なり，乳製品由来の飽和脂肪酸摂取は心血管疾患を予防する．一方，肉由来の飽和脂肪酸摂取は心血管疾患のリスクとなっていると報告されている．

　ところで，日本人の過去の食生活を再現して実験動物に与え，体の機能を分析

表1 肉の成分（可食部100 g）

食品名	水分	タンパク質	脂質	糖質
あじ	72.8 g	18.7 g (79 kcal)	6.9 g (65 kcal)	0.1 g
たい	76.4 g	19.0 g (80 kcal)	3.4 g (32 kcal)	0 g
和牛サーロイン	51.0 g	16.9 g (71 kcal)	31.0 g (292 kcal)	0.3 g
豚かた	65.7 g	17.4 g (73 kcal)	15.6 g (147 kcal)	0.3 g
鶏もも	69.0 g	19.5 g (82 kcal)	10.6 g (100 kcal)	0.1 g

（科学技術庁：四訂日本食品標準成分表から）

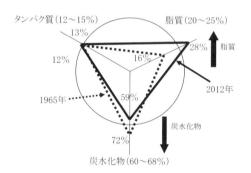

図4 栄養素摂取比の変化
栄養素名に付した（ ）内の%は，理想といわれている摂取比率．

した研究によると，1975年ごろの食事では血中の炎症性サイトカインなどが低く，健康維持という観点からはもっとも好ましく，1990年の食事がそれに続いて好ましく，1960年以前はあまり好ましくないと報告されている．また図3をみると，増加を続けていた4種類の疾患は，1990年ごろに増加が止まり，減少に傾いている．これらから推測されるのは，(1)肉を多く摂るようになったことが悪いのではなく，1965年ごろの急激な食習慣の変化が当時の日本人の代謝機能を急激に変化させ，それがいくつかの疾患の急増を招いた，(2)食習慣がヒトの健康状態に反映されるのは，その食習慣が10年以上続き，ヒトの体の機能がその食習慣になじんだ後である，ということである．

このように，食習慣と疾患との相関は現象論的には明らかである．栄養機能化学では，日常摂取している食物成分とヒトの体の機能との関係を，食物成分のヒ

トの体に対する作用として生化学的に解明する．

3. 栄養機能化学の役割

「栄養素」という言葉はよく使われるが，その定義は何であろう．「生命維持に貢献する物質」であろうか．もしそうならば，酸素も水も栄養素としなければならない．「栄養素」を科学的に定義してみると，「体内で代謝分解されてATPを産生する食物成分，およびその代謝を助ける成分」である．したがって，糖質，脂質，タンパク質，ビタミン，無機質（ミネラル）が栄養素である．ところが，ヒトが食べる食物にはそれ以外の成分も含まれている．1985年ごろから注目されてきた機能性食品成分である．これらは生体内では代謝分解をほとんど受けずに排泄される．もちろんATPの産生材料にもならないので，栄養素ではない．このような，生命維持に必須のATPを産生しない，あるいはATP産生を助けない食物成分を「非栄養素」という．食物に含まれる成分のうち，フェノール類，テルペノイド類，アルカロイド類，システイン誘導体類，そして食物繊維が非栄養素である．食物繊維とはヒトの体内に消化吸収されない炭水化物である．炭水化物のうち，消化吸収されてヒトの生命維持に重要なATPを産生することができるものを糖質として区別する．

「栄養化学」は，栄養素の役割を詳細に明確に解明してきた．「栄養機能化学」は，栄養化学の研究成果を踏まえ，それに大きく学びながら，栄養素と非栄養素の機能の解明を役割とする学問である．本書では，1章と2章でヒトの体が食物成分に応答する機序を論述し，3章で栄養素の役割を詳細に述べ，4章と5章で非栄養素の機能を説明することに努めた．これらの論述の狙いは，本書を教科書として読んでくださる方々に，執筆者一同が理解していただきたいと切望していることである．それを以下にまとめてみる．

図5は，ヒトの体の状態に影響を及ぼす食物成分の役割を3つのレベルにわけて説明している．生命を維持するためには，まず(1)ATPの産生材料となる糖質，脂質，タンパク質が必要である．これらのレベル1の栄養素が供給された後，(2)その代謝を助けるレベル2の成分，ビタミンと無機質が要求される．レベル3の成分は「健康維持に好ましい」といわれている非栄養素である．レベル3の成分は，(3)レベル1とレベル2が十分に満たされているときに，はじめて機能を発揮する．この(1)～(3)の順番は逆にはできない．阪神淡路大震災や東日

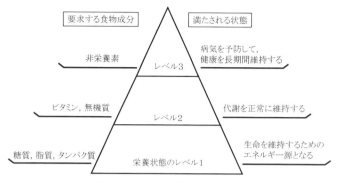

図5　食物成分の役割のピラミッド

このピラミッドは逆さにできない．レベル3の健康を維持する成分は，レベル1が十分に満たされ，さらにレベル2が適切に満たされてはじめて効果を示す．

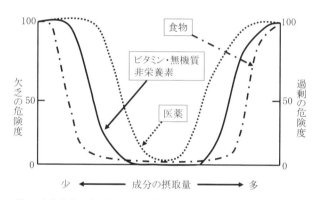

図6　食物成分の適正摂取量の概念（日本人の栄養所要量の図を改変）

本大震災を，被災者として経験した人たちはこのピラミッドの意味が身にしみて理解できるだろう．精神的にも肉体的にも大きなショックを受けているときは，レベル1の食物，おにぎり一つでも癒され，元気が出るのを体感する．レベル3やレベル2の食物にこの効果はない．しかし，被災生活が長く続くと，レベル2がなければ健康を維持できなくなる．さらに長く続けば，レベル3も必要となる．このように，食生活はレベル1から2へ，そして3へと順に積み上げていかなければならない．そして，食物成分の生命維持に対する役割はすべてが同じではない．

摂取量も重要である．図6は，食物や医薬の摂取量と体の健康状態との関係を示したものである．図の縦軸は，100に近づくほど体の状態が悪くなることを意味している．横軸は単位を示していないが，摂取量の多い・少ないである．日常の食物の摂取量が極端に少ないときは，体の栄養状態が悪くなり，場合によって死ぬこともある．しかし，栄養を補給するためにいくらでも摂ってよいということではない．米は健康維持に好ましい食物の一つだが，毎日数kgを食べ続ければ，栄養状態は破たんし，死に至ることもある．「食物」の適正摂取量は，1日数十gから約1kgまでと幅広い．

一方，医薬は医師が患者の健康状態や体力を診て厳密に処方する．量が少なければ病気が治らなくて死に至るかもしれないが，病気を治すために多量を処方すればよいということでもない．多すぎれば副作用が現れて危険である．適正量の幅は，その人の年齢や体の状態によって異なり，数mgあるいは数μg単位の極めて狭い範囲で処方される．

さて，図5のレベル2と3の成分は，食物と医薬の中間にある．量の単位はmgあるいはμgで，医薬と同じであるが，適正量の幅は医薬の場合よりも広い．数日摂るのを怠っても，健康状態に異常は現れないし，少々摂りすぎても副作用も現れない．そして，これらは医師などの客観的見地で摂取量が示されるものではない．食物もビタミン・無機質・非栄養素も，私たちが自己の判断でその摂取量を選ぶのである．

食物の種類は，穀類，豆類，イモ類，魚介類，肉類，野菜・果物類など，1,000種類以上ある．さらに，食物に含まれる成分は数万種類を超える．そして，その成分のそれぞれが異なった機能を示す．どのような食物をどれだけ摂るのが適切かを判断するのは，個人の判断能力をはるかに超えている．栄養機能化学の役割とは，食物に含まれる栄養素と多様な非栄養素の，その個々がヒトの体の機能に及ぼす影響と作用機序を明らかにして，信頼できる研究結果に基づいた科学的証拠を示しながら，健康状態を長く維持するための食物成分の適切な摂取量の指標を示すことである．

1. ヒトの細胞：消化管から神経まで

　ヒトの体を構成する 60〜70 兆の細胞にはさまざまな種類があるが，それぞれは互いに発生，成長，増殖を制御しあい，多様な細胞機能を統合することで生命活動を維持している．個々の細胞は生体全体のバランスの中でそれぞれの特徴的な機能を発揮するが，その統合のために互いに情報を伝達しあっている．そこではじめに，本書で登場する主な細胞の特徴を説明する．

　私たちの体の種々の器官の中で，腸の原基（原腸）がもっとも早く発生する．肝臓，膵臓ばかりでなく，肺や尿道なども腸管から発生したもので，腸は臓器のふるさとといえる．このことは系統発生（進化）にもあてはまり，もっとも原始的な多細胞生物のヒドラやイソギンチャクの体には消化管と餌をとる触手しかなく，脳さえ出現していない．まさに「はじめに腸ありき」であるが，その名残りを哺乳類の消化管組織でみることができる．消化管の内面をおおう上皮組織では数種の細胞が混在している．細胞は同種のものが集塊を形成する方が機能を発揮するためには効率がよく，肝臓や膵臓では同種の細胞が集塊しているが，腸だけは違う．腸管が原始的な姿をとどめているといわれる理由である．

　ここでは，生命現象のもっとも根底にある臓器である消化管からはじめて，肝臓，膵臓，筋肉，脂肪細胞，血球，神経，味覚担当細胞と，順に解説する．

1.1 消　化　管

　消化管の構造は，その基本的構造を理解していればわかりやすい．消化管は内側から，粘膜，筋層，漿膜にわけられる（図 1.1）．

　粘膜層は複雑で，さらに上皮，固有層，粘膜筋板，粘膜下組織にわけられる．食物と直接接触し，外界と内界を隔てる重要な層が上皮である．上皮層は基本的に多角柱の細胞が一列に並んだもので，食道は例外的に重層扁平上皮をもつ．上皮の下は固有層で，専門的な表現をすると細胞成分の豊富な疎線維性結合組織で

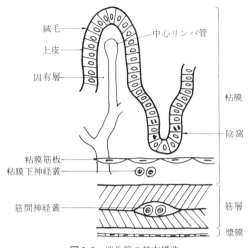

図1.1 消化管の基本構造

あるが,リンパ節と構造が似ていると考えればよい.構成細胞の大半はリンパ球,マクロファージ,果粒球などの白血球である.固有層の下端には板状の平滑筋層があり,粘膜筋板とよばれている.粘膜筋板と筋層の間に広がる粘膜下組織は,血管,神経,リンパ管が走る疎な組織で,細胞成分は少ない.この層は脈管と神経の通路と理解すればよい.

筋層は基本的には内輪走筋と外縦走筋からなり,腸管では両者は直交している.筋層の外側には漿膜とよばれる薄い膜があり,その表面は単層扁平上皮の中皮でおおわれている.ただし,胸腔や腹腔の外にある食道と直腸は漿膜をもたない.

消化管は固有の神経系をもっており,構成する神経細胞を合計するとその数は脳(あるいは脊髄)に匹敵するともいわれる.これらの神経系は脳との連絡がさほど緊密ではなく,消化管が脳から独立するための基盤になっている.神経系は管壁の全体にわたって分布するが,神経細胞が集まって神経節をつくる場所が粘膜下組織と筋層間にあり,それぞれ粘膜下神経叢,筋(層)間神経叢とよばれる(図1.1).

a. 胃の細胞

胃の食道側の3/4は胃酸分泌領域であり,その粘膜層のほとんどが管状の胃腺

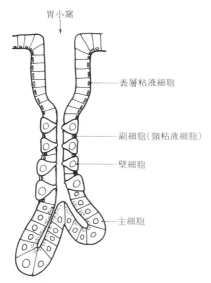

図1.2　胃粘膜（胃腺）の構造

(固有胃腺または胃底腺)で占められている（図1.2）。胃腺は4種類の細胞，すなわち壁細胞，副細胞，主細胞，消化管内分泌細胞で構成されている。壁細胞は胃腺を代表する大型の細胞で，酸性の胃液を大量に放出する。主細胞は腺の下の方（腺底部）に多く，タンパク質分解酵素のペプシノーゲンを分泌し，酵素タンパク質を合成するための粗面小胞体やゴルジ装置が発達している。副細胞（頸粘液細胞）は主細胞の前駆細胞である。

　胃粘膜で忘れてはならないのは，胃の表面をおおう粘液細胞（表層粘液細胞）である。胃酸やペプシンから胃を守るのがこの細胞で，この細胞が産生する粘液が不足すると胃粘膜が自分の消化液で消化されて，胃炎や胃潰瘍をまねく。

b. 腸の細胞

　小腸と大腸の粘膜上皮を構成する細胞は，腸細胞（enterocytes；円柱細胞，吸収上皮細胞ともよばれる），杯細胞（gobelt cell），内分泌細胞（基底果粒細胞）の3種類で，小腸ではこれにパネート細胞が加わる（図1.3～1.5）。

　小腸の表面をおおっている絨毛の根元部分をクリプト（陰窩；ひだをわける溝）とよぶが，腸細胞はクリプトで分化し，多くは絨毛の先端に移動してわずか

1.1 消化管

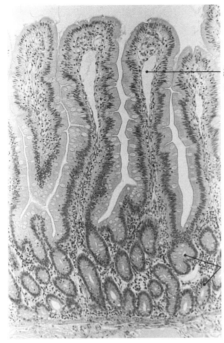

絨毛の中の中心リンパ管

陰窩

図 1.3 小腸の粘膜（サルの空腸）

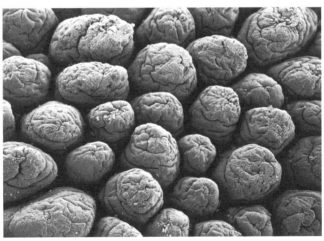

図 1.4 小腸粘膜の走査電顕像（ヒトの十二指腸）
林立しているのは絨毛である．

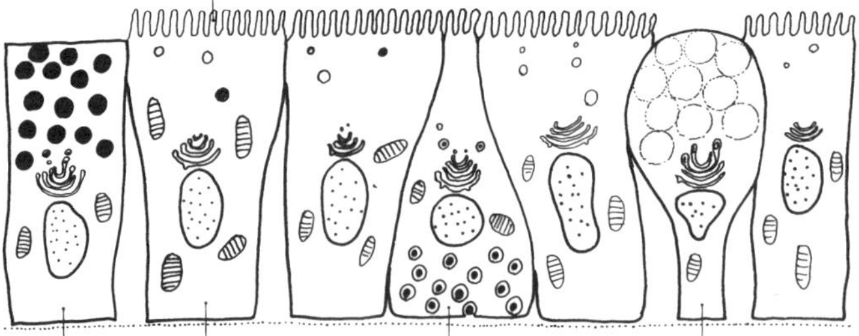

図1.5 小腸の粘膜上皮を構成する4種類の細胞

（図中ラベル：刷子縁（微絨毛）、パネート細胞、吸収上皮細胞、内分泌細胞（基底果粒細胞）、杯細胞）

2〜3日で寿命を終える短命の細胞である．しかしこれは多才な細胞で，短い寿命の間に消化酵素の分泌と栄養素の吸収を行う．腸細胞は互いにタイトジャンクション（tight junction）とよばれる接着装置で強く結びつき，イオンなどの小分子以外は上皮を通過できないようにバリアーを形成している．小腸の細胞は，管腔側に密生した微絨毛からなる刷子縁（brush border；解剖学用語では線条縁，小皮縁という）をもち，これによって消化・吸収のための表面積を大きくし，そこに消化酵素類を蓄えて最終的な消化の場を提供している（詳しくは2章参照）．刷子縁は細胞骨格に支えられた強固な構造物である．また，微絨毛と微絨毛の間は細菌が入り込めないほど狭く，細菌に栄養素をとられないようになっている（図1.6）．

　杯細胞は腸粘膜に散在する粘液細胞で，糖質に富む粘液を産生し分泌する．小腸では大腸に近い側ほど多く，大腸の上皮の大部分はこの細胞で占められている．この細胞が分泌する粘液は，上皮表面をおおい，栄養素の通過を容易にする．

　パネート細胞はクリプトの底に集中して存在する細胞で，その形態から，タンパク性物質を産生・放出すると考えられる．この細胞が分泌する果粒成分として，細菌溶解酵素のリゾチームやα-デフェンシン（α-defensin）が知られている．無菌動物を通常飼育（有菌状態）に移すとパネート細胞が果粒を放出することから，クリプト内の微生物を殺す役割を担っていると考えられているが，まだ謎の多い細胞である．

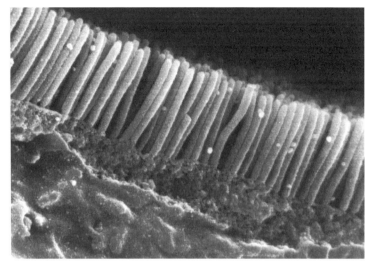

図1.6　小腸上皮表面の走査電顕像（割断面）
　　　　均一な形をした微絨毛が密生し，刷子縁をつくる．

c. 肝臓と膵臓の細胞

　肝臓も膵臓も腸管に由来する腺であり，導管部と腺細胞からなっている．肝臓は胆汁を産生・分泌する腺であるとともに，門脈から栄養素に富んだ血液を取り込んでそれを最初に処理する重要な役割を担っている．肝細胞（hepatocyte）は毛細胆管に接する面と類洞（洞様毛細血管）に向かう面をもち，前者で胆汁を分泌し，後者では血液との間で物質のやりとりを行う．肝臓の機能として，門脈

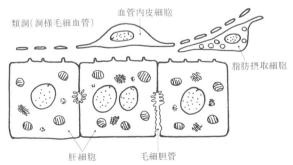

図1.7　肝細胞，類洞，毛細胆管の位置関係を示す模式図
　　　　脂肪摂取細胞は伊東細胞ともよばれ，ビタミンA貯蔵能をもつ．

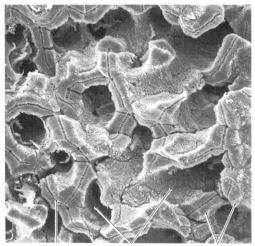

毛細胆管　　類洞（洞様毛細血管）　　肝細胞板

図1.8　ラット肝臓の割断面の走査電顕像

肝細胞板の中にうもれている毛細胆管の迷路がよくみえる．(H. Takahashi-Iwanaga：Biopathology of the liver, P. M. Motta 編, Kluwer Academic Publishers, Dordrecht, 1988)

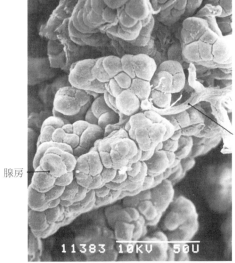

腺房　　　　　　　　　　　　　　　　　導管系（介在部）

図1.9　膵臓の導管系と腺房

ラットの膵臓外分泌部はブドウの房のような立体構造を示し，その終末部（腺房）は果実の部分に，導管系は柄に相当する．(H. Takahashi：*Arch. Histol. Jpn.,* **47**, 387-404, 1984)

からくみ上げた栄養素の処理あるいは毒素の解毒が重要視されるが,体の中でもっとも大きな消化腺であることも忘れてはならない(図1.7,1.8).

　膵臓はブドウの房に似た形をしており,果実に相当するところが腺房である(図1.9).腺房細胞は典型的なタンパク質分泌細胞で,細胞の基底側には粗面小胞体が層状に厚く発達している.膵酵素が血中にもれ出てくることがあるが,これには,腺房細胞間の接着装置が不完全なことによるという考えと,分泌果粒の一部が細胞の側面から開口放出されているという二つの考えがあり,結論は出ていない.

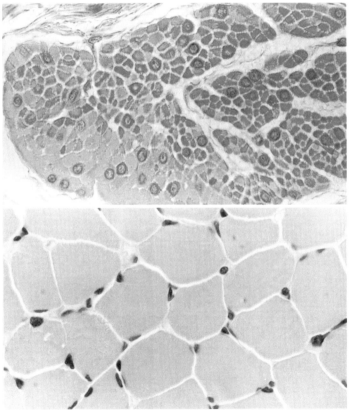

図1.10　平滑筋線維(上)と横紋筋線維(下)の横断像
写真は同じ倍率で,両者の太さの違い,核の分布の違いなどがよくわかる.

d. 筋　細　胞

アクチンフィラメントとミオシンフィラメントを大量にもち，収縮力を発揮する細胞が筋細胞である．筋細胞は細長く伸びていることから筋線維とよばれることが多い．両フィラメントが整然と並んで縞模様をつくるのが横紋筋で，模様がないのが平滑筋である（図1.10）．前者には骨格筋と心筋が含まれる．骨格筋線維は細胞が合体してできており（合胞体という），1本の筋線維は太く，核は周辺部に集まっている．これに対し，心筋線維と平滑筋線維は独立した1個の細胞で，核は中央部に1個存在する．筋フィラメントの収縮運動にはCa^{2+}が必要で，Ca^{2+}を貯蔵すると同時に筋線維の全体にすばやく供給するために滑面小胞体（筋小胞体という）が発達している．小胞体以外には，ミトコンドリアとエネルギー源としてのグリコーゲンが多い．

e. 白色脂肪細胞と褐色脂肪細胞

私たちの体の脂肪細胞は，体脂肪細胞ともよばれる白色脂肪細胞である．白色脂肪細胞は，皮下，内臓の周辺，腸間膜などに集まることが多い．ほぼ球形の細胞で，内部は脂肪球で満たされているため，細胞質や核は周辺部に押しやられて

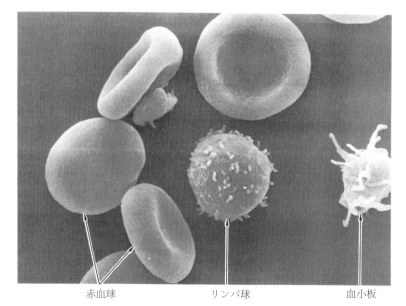

図1.11　ヒトの血球（走査電顕像）
赤血球　　　　リンパ球　　　　血小板

指輪のようにみえる．

　褐色脂肪細胞は，集まると褐色にみえるのでこの名がある．ラットでは体の至るところに散在するが，肩甲骨の間にもっともまとまってみられる．ヒトでは新生児の大動脈周辺にみられる程度で，成人に存在するかは明らかでない．白色脂肪細胞と違って，10〜30 個の脂肪滴とミトコンドリアが細胞内を占めており，この細胞がエネルギーを生産することがうなずける．

f. 血球細胞 (blood cell)

　血液中の細胞成分が血球（細胞）であり，その他は血漿である（図 1.11）．血球には以下のような種類がある．

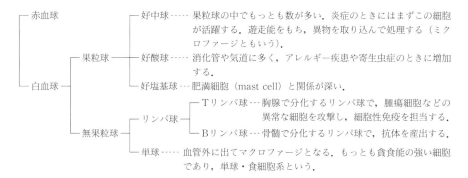

　哺乳類の赤血球 (erythrocyte) は核をもたない．核をもたないことによって表面積が大きくなり，また変形能が増すので，自分の径より細い毛細血管をも通過できるようになる．白血球 (leukocyte) は大型で球形の細胞で，血管の外に出て機能を発揮し，食作用，抗体産生など，生体の防御系を担っている．

g. 神経細胞

　神経細胞（ニューロン；neuron）は情報伝達のために特殊に分化した大型の細胞で（図 1.12），大きく長い突起をもつ．突起を 2 本もつものを双極性，3 本以上もつものを多極性神経細胞という．突起のうちの 1 本は枝分かれせず太さも変わらずに長く伸びる軸索（突起）で，ほかは太い根元から枝分かれして次第に細くなる樹状突起である．軸索の末端が出力部で，樹状突起が入力部である．

　神経細胞と神経細胞の連結部をシナプス (synapse) といい，ここでは神経伝達物質 (neurotransmitter) を用いて情報伝達が行われる．伝達物質は膜につつまれた小胞（シナプス小胞）中に含まれていて，刺激（インパルス）が伝わると

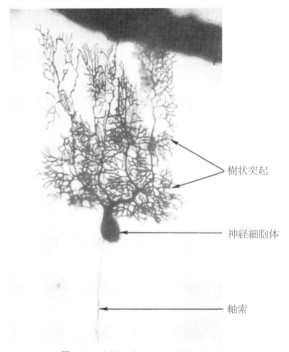

図 1.12　小脳のプルキンエ細胞（ネコ）
樹状突起がもっとも発達する神経細胞で，その反対側に1本伸びているのが軸索突起である．

シナプス間隙に放出される．以前は一つの神経細胞には一つの伝達物質のみが存在すると考えられていたが，複数の伝達物質が共存することが少なくない．典型的な例として低分子の物質（アセチルコリンやノルアドレナリン）とペプチドの組み合わせがある．この場合，前者は小型のシナプス小胞に，後者は大型のシナプス小胞に含まれている．

　神経細胞の軸索終末は標的細胞（target cell）まで伸びているとはかぎらない．一部の神経細胞は伝達物質を血管内に放出し，血行路を介して標的細胞を刺激する．このしくみは内分泌細胞と同じであり，神経分泌とよばれる．また自律神経系では，そのシナプス構造がはっきりせず，伝達物質は軸索の広い範囲で放出されて局所ホルモンとしてはたらくことが多い（図1.13）．こうしてみると，神経伝達と内分泌には境界がないと思われる．

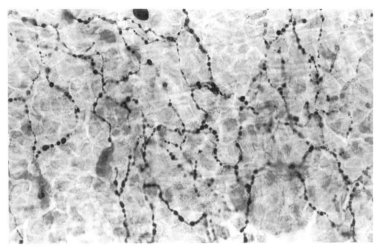

図 1.13　ラット気管の粘膜上皮に密に分布する神経（カルシトニン遺伝子関連ペプチド（CGRP）に対する抗体で染色）
ペプチド作動性神経は通常，数珠状線維となり，終末部がはっきりしない．

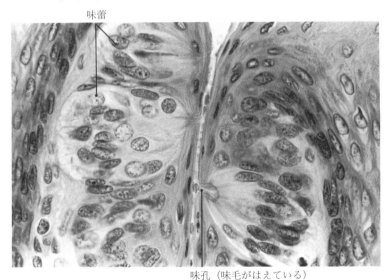

図 1.14　味蕾（ウサギの葉状乳頭）

h. 味　細　胞

味を感知する唯一の器官は舌表面に散在する味蕾である（図1.14）．味蕾は細

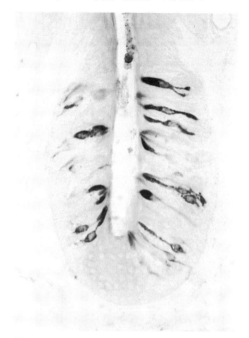

図 1.15　味蕾の中の味細胞（モルモットの有郭乳頭）
味蕾中に含まれる味細胞を抗体を用いて特異的に染めたもの．図中，左右に5個程度の味蕾が縦に並んでおり，各味蕾で2，3個の味細胞が染まっている．

長い細胞が10〜20個集まった球状の小体で，舌表面に突起した舌乳頭の中にある．

　味蕾を構成する細胞は，味細胞，支持細胞，基底細胞の三つである（五つに分類することもできる）．この中で味細胞だけが神経と接触しており，味覚細胞とよばれる（図1.15）．舌に分布する神経を切除すると味蕾が消失するので，味蕾につながる神経は味蕾に対して増殖を促していることがわかる．味蕾の構造は単純だが，謎の多い細胞である．成人の舌では味蕾は舌根近くの有郭乳頭にしかみられない．ところが，私たちは舌の先の方でも味を感じることができる．味蕾のないところでも味覚があることになる．舌表面近くに密に集まっている神経線維が直接味を感知している可能性もある．また，味細胞は形態学的には1種類だが，1個の味細胞が異なる複数の味物質を感知できるのか，1個の味細胞は特定の味物質しか感じないのか，まだ不明である．

1.2 細胞の役割分担

個々の細胞は，それぞれが発揮する特徴的な機能を統合するために，互いに情報を伝達しあっている．個々の細胞の役割と機能を特徴づける化学シグナル受容とその伝達機構を知ることは，栄養機能化学の課題である，食物摂取という情報とそれに対する生体応答を分子レベルで理解するためにきわめて重要である．本節では，ヒトの体を構成する種々の細胞を紹介し，その細胞間情報伝達システムについてまとめる．

1.2.1 生体膜の構造と機能

細胞や細胞内小器官を形づくるのは生体膜である．生体膜は，細胞の外側をとりかこむ細胞膜（plasma membrane）と細胞内の核やミトコンドリアなどをとりかこむ細胞内膜（internal membrane）にわけられる．その基本構造は，模式的構造を図1.16に示したように，脂質二重層（lipid bilayer）である．膜は代謝，膜輸送，情報伝達などさまざまな機能を担うが，それらの機能を理想的な状態に保っているのはこの二重層の融合性と流動性であり，構成脂肪酸，とくに必須脂肪酸が重要な役割をはたしている．また，膜にはそれぞれの機能を担う脂質，タンパク質および炭水化物が含まれるが，これらの構成比は膜の役割によって大きく異なる（表1.1）．

細胞膜は細胞を周囲の環境と区分けする．また，細胞内膜は細胞内部の空間をさまざまな部分に区分けしている．この区分けによって，各部分は独立して機能をはたすことができる．つまり，生体膜は物理的な障壁となり，物質の選択的な

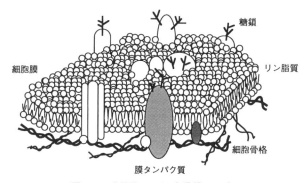

図1.16 生体膜，とくに細胞膜のモデル

表1.1 生体膜の組成

生体膜	組成（膜重量%）		炭水化物
	タンパク質	脂質	
ヒト赤血球	49	43	8
ヒトミエリン鞘	18	79	3
ラット肝臓			
細胞膜	55	40	5
ミトコンドリア外膜	50	47	3
ミトコンドリア内膜	75	23	2
大腸菌細胞膜	75	25	−

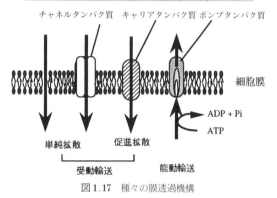

図1.17　種々の膜透過機構

透過や疎水的条件を必要とする化学反応の場となる．選択的な物質の透過のために，生体膜中に種々の膜透過機構が発達している（図1.17）．たとえば，細胞質中のカルシウムイオン濃度は細胞外液の約1万分の1の 10^{-7} M であるが，このような低濃度に保つために，細胞膜や小胞体・ミトコンドリアなどの膜中にはカルシウムポンプやカルシウムチャネルなどのカルシウム輸送機構が存在する．これらの輸送機構や，のちに述べる情報物質の受容体（レセプター）の多くは，図1.16に示したように膜の脂質二重層を貫通するような形，あるいはその場に浮かぶような形で存在する．

1.2.2　細胞のシグナル伝達と遺伝子発現

a.　細胞間情報伝達

細胞間情報伝達システムとして，哺乳動物では内分泌系，神経系および免疫系が高度に発達している．細胞間の情報伝達のほとんどは化学伝達（chemical transmission）である．化学物質を分泌して，ある距離を隔ててシグナル（情報

伝達分子）を送っている．この情報処理システムは，基本的には，情報分子を受け止めるレセプター，その情報に応じた機能をもたらす効果器（エフェクター），そしてレセプターからエフェクターに情報を伝えるGタンパク質などのトランスデューサーの三つの要素がワンセットでなりたっている．

細胞外シグナル　→　レセプター　→　トランスデューサー　→　エフェクター　→　細胞機能発現

1) 細胞間情報を伝達する化学シグナル

ⅰ) 化学シグナルとしてのホルモンと神経伝達物質： ホルモンと神経伝達物質が代表的な化学シグナルである．ホルモンは，生体内外の情報に応じて内分泌細胞でごく微量につくられ，体液に分泌され，その情報を標的細胞に伝えて生理的調節を行う一群の物質の総称である（表1.2）．その物理化学的性質から，水溶性のペプチドホルモンおよびアミン類と，脂溶性のステロイド・甲状腺ホルモンに大別される．水溶性であるか脂溶性であるかは生体膜の浸透性に影響するため，両者はその後の情報伝達経路などの作用発現様式が大きく異なる．

神経伝達物質は，脳や末梢の神経系を構成する神経細胞の情報ネットワークのシグナルとしてはたらく．神経伝達物質として，アミノ酸由来の活性アミノ酸と活性アミンが知られている．主要な活性アミノ酸はグルタミン酸とアスパラギン酸である．いずれも興奮性神経伝達物質であるが，さらにこれらは脳内アンモニアの解毒など神経組織の代謝にも役割を担っている．グルタミン酸から誘導されるγ-アミノ酪酸（GABA）は中枢神経系に高濃度で存在し，抑制性神経伝達物質としてはたらいている．活性アミンとは，アセチルコリン，セロトニン，カテコールアミン（カテコール核をもつ生体アミンの総称で，ドーパミン，ノルアドレナリン，アドレナリンがある）などである．また，神経細胞は刺激を受けると，これらの神経伝達物質と同時にニューロペプチドを分泌する．ニューロペプチドとは，主として神経組織に含まれる強い生理活性をもったペプチドの総称で，神経伝達物質あるいは調整物質としてはたらくと考えられており，タキキニン類やオピオイドペプチドなどが知られている．

これらのホルモンや神経伝達物質は食物にも含まれるが，それらは消化管内で分解されるので，体内で機能を発現することはほとんどない．GABAについては，食品として経口摂取しても体内に吸収され，血圧上昇抑制作用などの生理機能へ影響することが知られている．

表1.2 代表的な生体内情報伝達物質

ホルモン	産生部位	構造	水溶性/脂溶性	主な機能
タンパク質				
インスリン	膵 β 細胞	タンパク質 （α 鎖；アミノ酸21個） （β 鎖；アミノ酸30個）	水溶性	炭水化物の利用 タンパク質合成促進 脂肪細胞での脂肪合成促進など
インスリン様 成長因子1	肝臓	タンパク質 （アミノ酸70個）	水溶性	骨や筋の成長など
成長ホルモン	下垂体前葉	タンパク質 （アミノ酸191個）	水溶性	インスリン様成長因子-1の産生を促進して筋や骨の成長をもたらす
アディポネクチン	白色脂肪組織	タンパク質	水溶性	インスリン感受性亢進 抗動脈硬化作用，抗炎症作用
アミノ酸誘導体				
アドレナリン （エピネフリン）	副腎髄質		水溶性	肝臓と筋でグリコーゲンの分解，脂肪細胞からの脂肪酸の放出
甲状腺ホルモン	甲状腺		脂溶性	エネルギー代謝の亢進
ステロイド				
コルチゾール	副腎皮質		脂溶性	肝臓におけるアミノ酸異化および糖新生に関与する酵素タンパクの誘導など
エストラジオール	精巣，胎盤		脂溶性	雌2次性徴，生殖付属器官の成熟，乳腺の発達など
神経伝達物質				
ノルアドレナリン （ノルエピネフリン）	神経末端		水溶性	中枢および末梢神経系における興奮性および抑制性伝達物質
グルタミン酸	神経末端		水溶性	中枢神経系における興奮性伝達物質
γ-アミノ酪酸 （GABA）	神経末端		水溶性	中枢神経系における抑制性伝達物質
アセチルコリン	神経末端		水溶性	中枢および末梢神経系における興奮性および抑制性伝達物質，神経筋接合部における興奮性伝達物質
局所ケミカルメディエーター				
神経成長因子	交感神経支配の組織	タンパク質 （アミノ酸118個）	水溶性	神経細胞の生存と成長
ヒスタミン	肥満細胞		水溶性	胃酸分泌促進，平滑筋の収縮，アレルギー疾患の症状の誘発など
エイコサノイド	種々の細胞	プロスタグランジン誘導体	脂溶性	血管拡張・収縮，細胞増殖・分化など多彩
一酸化窒素	種々の細胞	NO	水溶性	cGMPを介したシグナル伝達に関与 血流増加

一方,グルコースや脂肪酸などの栄養素自体も,それらが標的細胞で認識され代謝調節にかかわるという意味でシグナルである.たとえば,デンプンを含む食物を摂取すると,吸収されたグルコースがシグナルとなって膵臓に作用し,インスリンを分泌させる.さらに分泌されたインスリンもシグナルとなって,筋肉や脂肪細胞などにグルコース代謝を準備させる.

ii) **水溶性リガンドと脂溶性リガンド**: シグナル分子の一部は生体膜上のレセプターを介して情報を伝達する.レセプターに結合するシグナル分子をリガンド(ligand)とよんで区別するが,先に述べた物理化学的性質で水溶性リガンドと脂溶性リガンドに大別される(表1.2).水溶性リガンドには,インスリン,アドレナリン(エピネフリン)や消化管ホルモンなどがある.脂溶性リガンドには,甲状腺ホルモンや各種の脂溶性ビタミン,ステロイドホルモンなどがある.

iii) **作用様式によるシグナル分子の分類**: シグナル分子は,どの程度の範囲まで作用するかという作用距離あるいは寿命によって3種類にわけられる.それらを模式的に図1.18に示した.

(a)内分泌型シグナル(endocrine signaling): 血液で運ばれて全身の標的細胞に到達して作用する.主に各種のホルモン類がこの型である.たとえば膵臓のランゲルハンス島β細胞から分泌されるインスリンは,血中を循環して全身の筋肉細胞や脂肪細胞などに作用する.ほかに甲状腺ホルモン,脳下垂体前葉から分泌される成長ホルモン,副腎髄質からのアドレナリン,副腎皮質からのステロ

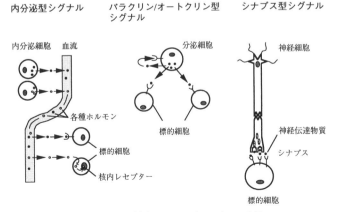

図1.18 作用様式によるシグナル分子の分類

イドホルモンなどがある．

(b) パラクリン/オートクリン型シグナル（paracrine/autocrine signaling）：分泌細胞から約1 mm 以内のごく近傍の標的細胞にのみ作用（パラクリン）したり，分泌細胞自らに作用（オートクリン）する．パラクリン型シグナルを局所ケミカルメディエーターとよぶが（オータコイドともよばれる），代表例として，肥満細胞から分泌され即時性のアレルギー反応を引き起こすヒスタミンがある．プロスタグランジンなどのエイコサノイド（eicosanoids）や，平滑筋と神経の機能および免疫系や炎症に関与している一酸化窒素（NO）も，重要な局所ケミカルメディエーターである．エイコサノイドは分泌細胞膜上のレセプターと結合して，オートクリン型シグナルとしてもはたらく．NO の作用機構は特徴的で，標的細胞内に容易に浸透して受容体を介さずに情報を伝達する．これらのメディエーターは，分泌細胞からすばやく標的細胞に取り込まれるか，あるいは細胞外の酵素で分解されてしまい，血中に放出されることはほとんどない．このような機構は，局所ケミカルメディエーターが不必要な部位で作用しないようにするための生体の一種の安全装置と考えられる．

(c) シナプス型シグナル（synaptic signaling）：　先に述べた神経伝達物質で，神経系のみに存在する．神経細胞はその標的細胞と約 50 nm の間隙をもつ特別な接合部分（シナプス）をつくるが，その間隙のシグナルとなるのが神経細胞から分泌される神経伝達物質である．多様な神経伝達物質が中枢神経系，自律神経系（交感神経系および副交感神経系）などの神経活動の調節を担っている．

以上のように，細胞間情報伝達物質の性質はさまざまである．一つの化学物質が脳では神経伝達物質としてはたらき，末梢ではホルモンや局所ケミカルメディエーターとしてはたらくこともある．これは，1種類のシグナル分子をさまざまな細胞が産生するという産生細胞の多様性による．また，一つの細胞に複数のシグナル分子が共存することもある．この場合は，細胞への刺激の強度によって，放出されるシグナル分子が異なる．

2）**細胞の化学シグナル受容機構と遺伝子発現**　内分泌細胞や神経細胞はそれぞれに特異的な化学シグナルを産生・分泌しているが，シグナル分子が標的細胞で作用を発現するには，シグナルがその細胞で正しく認識されなければならない．正確な認識は生体の正常な発生・成長と恒常性維持に重要であるため，標的細胞には細胞外からくる化学シグナル（リガンド）に高い親和性をもつ特異的な

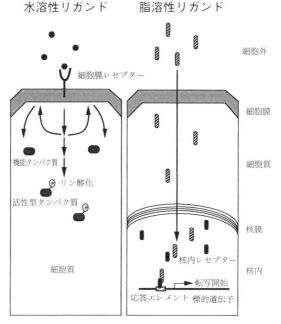

図 1.19 細胞膜レセプター（左）と核内レセプター（右）の作用発現の概念図

レセプターが備わっている．レセプターは，シグナルの機能発現部位によって細胞膜レセプターと核内レセプターの二つにわけられるが，リガンドがレセプターに結合すると，その情報は細胞内のシグナルに変換される．変換されたシグナルは細胞の応答や，さらには組織としての生理機能を引き起こす．それらの一連の作用機構の概念を図1.19に示した．

水溶性リガンドは細胞膜を透過できないため，細胞膜に細胞膜レセプターを必要とする．細胞膜レセプターに伝えられた情報は，細胞内情報伝達系を経て細胞質に存在する標的タンパク質の活性に影響を与える．一方，脂溶性リガンドは，リン脂質などの脂溶性物質で構成されている細胞膜に容易に浸透して透過する．そのため，脂溶性リガンドのレセプターは細胞内に存在する．細胞内に入り込んだ脂溶性リガンドが結合すると，そのレセプターは細胞質と核内を移動し，特定の標的遺伝子に結合して発現調節を行う．これらの代表的なレセプターとその特徴を以下にまとめる．

　ⅰ）**細胞膜レセプター：**　水溶性リガンドと結合する細胞膜レセプターは3

種類にわけられる．

(a) イオンチャネル内蔵型レセプター： 構造の中にイオンチャネルをもつレセプターである．リガンドが結合するとレセプター分子の形態が変化し，イオンチャネルが開閉する．神経伝達系に多く，ニコチン性アセチルコリンレセプターやグルタミン酸レセプターなどが知られている．

(b) Gタンパク質共役レセプター： 代表的なトランスデューサーのGTP結合タンパク質（詳しくは次項で述べる）に共役するレセプターである．神経伝達物質やホルモンの多くがこの型のレセプターに結合する．このレセプターは，図1.20に示すように，細胞膜に絡みつくように膜を7回貫通して存在するという構造的特徴をもっている．アドレナリンレセプター，グルカゴンレセプター，血圧調節に関与するアンジオテンシンレセプター，視覚に関与するタンパク質のロドプシンなどがある．これらはいずれも同じ構造的特徴をもっているので，同一の祖先から進化したと考えられている．

(c) 細胞増殖因子型レセプター： タンパク質リン酸化酵素（protein kinase）活性をもつ一群のレセプターである．リガンドが結合すると，細胞内タンパク質のチロシン残基を特異的にリン酸化して活性化，あるいは不活性化する．このレセプターは，リガンドの多くが細胞増殖因子なので，細胞増殖因子型レセプターとよばれる．代表的なものに，インスリンレセプター，インスリン様成長因子1（IGF-1）レセプター，肝細胞増殖因子（HGF）や血小板由来成長因子

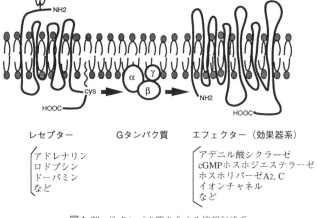

図1.20 Gタンパク質を介する情報伝達系

表 1.3　代表的な核内レセプターとその特徴

名称（略称）	リガンド（ホルモン）
エストロゲンレセプター（ER）	エストロゲン
グルココルチコイドレセプター（GR）	グルココルチコイド
プロゲステロンレセプター（PR）	プロゲステロン
アンドロゲンレセプター（AR）	アンドロゲン
ミネラルコルチコイドレセプター（MR）	ミネラルコルチコイド
甲状腺ホルモンレセプター（TR）	甲状腺ホルモン（T3）
ビタミンDレセプター（VDR）	$1,25\text{-}(OH)_2$ビタミンD_3（活性型ビタミンD_3）
レチノイン酸レセプター（RAR） レチノイドXレセプター（RXR）	全トランスレチノイン酸 9-シスレチノイン酸（ビタミンA）

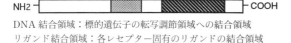

DNA結合領域：標的遺伝子の転写調節領域への結合領域
リガンド結合領域：各レセプター固有のリガンドの結合領域

（PDGF）レセプターなどがある．細胞増殖因子とは，細胞分裂を特異的に促進する極微量生理活性物質であり，細胞成長因子ともいう．

　ii）　**核内レセプター**（核内転写因子）：　脂溶性リガンドのレセプターは主に核内に存在する．この情報伝達システムが遺伝子の発現調節（転写調節）をするためであり，核内レセプターはリガンド依存性転写調節因子ともよばれる．表1.3に代表的な核内レセプターを示したが，これらはいずれもアミノ酸配列の中に，標的遺伝子の特定塩基配列部位（標的配列）に結合するDNA結合領域と，リガンドが結合するリガンド結合領域をもっている．また，この結合領域のアミノ酸配列はレセプター間で類似している．リガンドになると考えられているのは，ステロイドホルモン類（グルココルチコイド，プロゲステロン，アンドロゲン，ミネラルコルチコイド，エストロゲン），ビタミンD，レチノイン酸などのビタミンA，甲状腺ホルモンである．これらのリガンドは化学構造がきわめてよく似ているにもかかわらず，発生，分化，成長，細胞機能維持など，互いに影響しあいながらまったく異なる多彩な作用を示す．この作用の多様性はレセプターのサブタイプやアイソホームによる，つまりレセプターが各リガンドに固有であること，あるいは発現する細胞や細胞の分化時期によってレセプターが異なることによると考えられている．これらのレセプターは，おそらくは共通の祖先遺

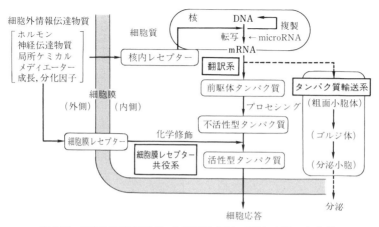

図1.21 細胞外情報伝達物質の作用機序（田中・西塚，1993から改変）

伝子に由来する一つのスーパーファミリーであろう．

b. 細胞内情報伝達機構

細胞外の化学シグナルを細胞がレセプターを介して細胞内に伝達する機構を図1.21にまとめた．脂溶性シグナルは細胞膜を透過して核内レセプターに情報を伝達するが，水溶性シグナルは細胞膜上のレセプターを刺激して細胞内に新たな情報伝達物質をつくり出すという2段階で情報を伝達する．水溶性シグナルの場合，細胞膜レセプターまでを情報伝達の第1段階，それ以降を第2段階として，前者の化学シグナルをファーストメッセンジャー，後者の細胞内情報伝達物質をセカンドメッセンジャーとよぶ．セカンドメッセンジャーは細胞内タンパク質を化学修飾することでその機能に影響を与えるが，細胞内でもっとも広く行われている化学修飾はリン酸化反応である．セカンドメッセンジャーを用いる細胞内情報伝達系にcAMP生成系やCa^{2+}動員系などがあるが，いずれも，GTP結合タンパク質，セカンドメッセンジャーの産生系，およびタンパク質リン酸化系から構成されている．

1) GTP結合タンパク質 GTPまたはGDPと結合し，GTPをGDPとPi（無機リン酸）に加水分解する酵素（GTPase）活性をもつタンパク質をGTP結合タンパク質とよぶ．その結合特異性は非常に高く，ほかのヌクレオチドとは結合しない．いくつかの種類が知られているが，その代表的なものが，主に細胞膜レセプターと共役して機能するGタンパク質である．Gタンパク質は，

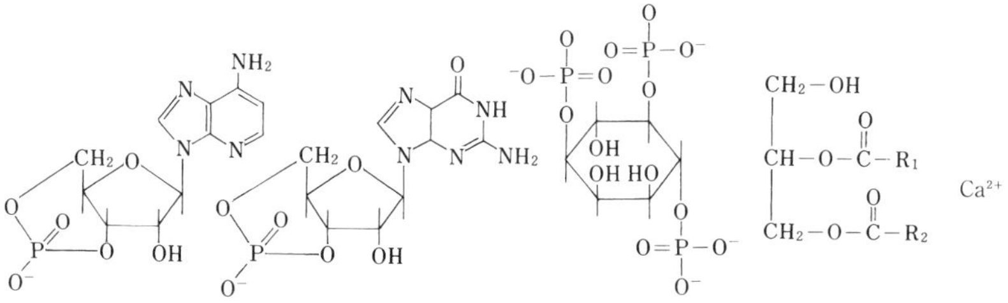

図1.22 代表的なセカンドメッセンジャー

図1.20に示したように，細胞膜レセプターが受け取った情報をセカンドメッセンジャーの産生系であるエフェクターに仲介伝達する．つまり，トランスデューサーとしてはたらき，情報伝達の"ON・OFF"のスイッチ機構を担っている．

2) セカンドメッセンジャーの産生系 代表的なセカンドメッセンジャー（細胞内情報伝達物質）は，cAMP，cGMP，IP_3（イノシトール1,4,5-三リン酸），ジアシルグリセロール，Ca^{2+}である（図1.22）．Gタンパク質が種々のエフェクターと相互作用してセカンドメッセンジャーの産生を調節する．たとえば，アデニル酸シクラーゼ活性を調節するエフェクター系はcAMP生成を，cGMPホスホジエステラーゼの活性化系はcGMP生成を，ホスホリパーゼCによるイノシトールリン脂質代謝の活性化系はIP_3とジアシルグリセロールの生成を調節する．IP_3は小胞体内のCa^{2+}プール（貯蔵部位）からのCa^{2+}の動員を引き起こす．ジアシルグリセロールは，のちに述べるタンパク質リン酸化酵素の一つのプロテインキナーゼC（protein kinase C；PKC）を活性化する．

3) タンパク質リン酸化系 環状ヌクレオチド型のセカンドメッセンジャーcAMPとcGMPは，それぞれに特異的なリン酸化酵素類に作用してタンパク質のリン酸化を引き起こす．タンパク質リン酸化酵素には，cAMP依存性プロテインキナーゼのPKA（cAMP-dependent protein kinase）やcGMP依存性プロテインキナーゼのPKG（cGMP-dependent protein kinase）がある．また，Ca^{2+}が細胞内で増加すると活性化するリン酸化酵素もある．プロテインキナーゼCがその代表的な例であるが，この酵素はCa^{2+}，リン脂質，ジアシルグリセロールの3種類の因子を必要とする．これらの酵素は数多くの特異性基質タンパク質をリン酸化して，内分泌細胞のホルモン分泌，神経組織からの伝達物質の放出，記憶，筋収縮，細胞増殖分化など広範な生理機能に関与していることが明ら

かにされている．

　本項では，細胞間情報伝達機構と細胞内情報伝達機構について述べた．すべての細胞にほぼ同一の細胞間情報伝達ネットワークが共通して備わっているが，このネットワークへの入力としてのレセプターや出力としての細胞機能が各細胞ごとに異なることで，情報は整理されていると考えられている．一方，細胞内情報伝達機構は，それぞれ独立して機能しているのではなく，互いに影響をおよぼしあっている．つまり，情報伝達路間のクロストークを形成している．

4) microRNAと細胞機能　　細胞内に長さが20〜25塩基ほどのRNAが存在することが1990年代に報告された．その後，この短いRNAは，タンパク質へ翻訳されないノンコーディングRNAであり，microRNA（miRNA）と命名された．microRNAの機能は，標的となるmRNAの3′側の非翻訳領域に相補的な配列を有し，このmRNAと結合することにより翻訳を中断させるか，その遺伝子を分解して発現を阻害し，さらにタンパク質の合成を調節すると考えられている（図1.23）．哺乳動物においては，microRNAは現在までに約1,000種類以上が報告され，細胞の発生や分化，増殖，アポトーシスなどの細胞機能の根幹に関わるはたらきを担い，がんや生活習慣病など種々の疾患の発症とも深くかかわっていることが明らかになってきている．

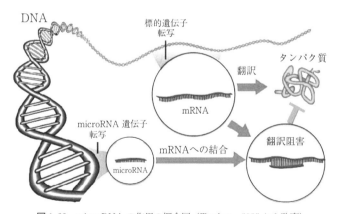

図1.23　microRNAの作用の概念図（Taubes，2009から改変）

2. 栄養素の消化・吸収・代謝

2.1 栄養素の消化・吸収の場としての消化管

　タンパク質，脂質，炭水化物をはじめ多くの栄養素は消化管内で吸収形態にまで消化されて吸収される（図2.1）．

a. 咀　嚼

　食物の消化吸収は口での咀嚼（そしゃく）からはじまる．咀嚼は食物をこまかくくだき，唾液と混合して食塊にする．このとき唾液に含まれるアミラーゼがデンプンを一部消化するが，食物が口腔内にとどまる時間は短いので，その消化は完全ではない．咀嚼の意義は消化以外の点にある．唾液で食塊の表面をおおって嚥下（飲み込み）を容易にし，食道の通過をすみやかにする．また，食物を十分にこまかくして，胃や腸での消化吸収をたすける．さらに，丈夫な歯とその正しいかみ合わせで咀嚼することは，健康維持にも意義がある．

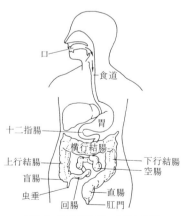

図2.1　消化管各部の名称と形態

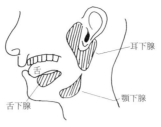

図 2.2　唾液腺

　唾液は舌下腺，耳下腺，顎下腺の三つの腺組織から分泌され，その分泌量は成人で 1 日に 1〜1.5 l である（図 2.2）．ムチンという粘性物質を含む粘ちょうな液体だが，99 ％ は水である．また，アミラーゼなどの酵素も唾液腺から分泌される．唾液分泌は副交感神経に支配されており，ストレスや不安，驚きなどでのどが渇いた感じになるのは，唾液分泌が神経系によって抑制されるからである．

　食物がある程度こまかくなり唾液とまじり合った食塊になると，舌の上に集められ，舌の根で咽頭に送られ飲み込まれる．このとき，気管に食塊が入らないようにする巧妙な制御が観察される．

b.　胃での消化

　食道から送り込まれた食塊は，胃に一時的にとどめられる．胃は伸縮性に富む臓器で，食物を大量に貯留できる．胃の主な役割は食塊を液体に近い状態にして小腸に送り込むことであり，消化の役割は二次的である．胃の入り口を噴門，出口を幽門というが，胃の内側には噴門から幽門に向かって厚い粘膜のひだが走っていて，食塊が下の方へ円滑に移動できるようになっている．幽門には括約筋でできた弁がついており，この幽門弁を絞ったりゆるめたりして，食塊を十二指腸へ送り出す速度を調節している．つまり，食塊が次に続く小腸での消化がしやすい状態になれば送り出す．胃は，食塊が胃内にとどまっている間に，胃液を分泌して食塊とまぜ，その浸透圧と食塊の大きさを整える．たとえば，浸透圧が体液に近い液体はすみやかに送り出すが，脂肪量の多い食塊は長くとどめられる．このような調節は，十二指腸が送られてきた食塊の成分に応答して幽門弁を制御していることによる．

　ヒトは 1 日に 2〜3 l も胃液を分泌する．胃液は，胃酸（塩酸），ペプシンを含み，pH 1〜2 の強い酸性である．この強い酸性によって，雑菌の繁殖を抑え有害物の一部を分解して，侵入物から体を守っている．胃内の pH は食事の前後で大

きく変化する．空腹時には1～2であるが，食物が送り込まれた直後には5以上に上がることもある．このような高いpHでは，唾液のアミラーゼがはたらくことも可能である．一方，胃液に含まれるタンパク質加水分解酵素のペプシンは，pHが1～3のときにもっとも強く作用できる．ペプシンは食物中のタンパク質を一部分解するが，完全ではなく，あまり分解されていないタンパク質が小腸に送り出されることもある．胃酸はタンパク質を変性させ，ペプシンや小腸のタンパク質分解酵素の作用を容易にする．

c. 小腸での消化

小腸は食物を消化・吸収するもっとも重要な消化器官である．炭水化物，脂質，タンパク質のほとんどすべてが小腸で消化され，吸収される．小腸は三つの部分，すなわち胃の幽門に続く約25 cmの十二指腸，それに続く全体の約1/3を占める空腸，その残りの部分の回腸にわけられるが，それぞれの境目は明確ではない．十二指腸には膵液と胆汁を分泌する膵管と胆管が開口していて，食塊に膵液と胆汁をまぜ，本格的な消化を開始する．消化を受けた栄養素は，ただちに空腸に移り吸収される．

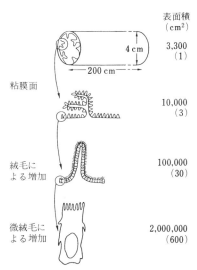

図2.3 小腸粘膜の表面積
かっこ内の数字は漿膜面の表面積を1としたときの増加の度合．(T. H. Wilson：Intestinal Absorption, Saunders, Philadelphia, 1962)

小腸の内壁にはひだが走り，腸の表面積を広げている．そして，ひだの表面には絨毛とよばれる小突起が林立して，表面に腸細胞が並んでいる．さらに，腸細胞の表面には微絨毛とよばれる細長い突起が歯ブラシのようにぎっしりと並んでいる（1章参照）．栄養素の吸収は微絨毛から活発に行われるが，このようなひだや突起による小腸での吸収面積の拡大率は，数百倍にもなる（図2.3）．

小腸の細胞は，食物の消化の際に著しく傷つくので，短時間で使い捨てられる．絨毛の根元部分のクリプトには，さかんに増殖をくり返している細胞（幹細胞）がある．幹細胞から分裂した未成熟な細胞は，次第に吸収機能をもつ成熟細胞へと分化しながら絨毛の表面をエスカレーターのように先端へ移動し，先端から小腸内へ，下の細胞に押し出されるように捨てられる．この間わずか数日である．捨てられた細胞と消化酵素類は，分解された後，小腸から回収される．

膵臓から十二指腸へ分泌される膵液の主成分は炭酸イオンで，アルカリ性である．胃液で酸性となった食塊を中和し，消化酵素や小腸表面のペプチド分解酵素が作用しやすくする．膵液は多種類の消化酵素を含んでいる（表2.1）．タンパク質を分解するトリプシン，キモトリプシン，さらにその分解産物のペプチドを

表2.1　消化酵素とその作用

	消化酵素	基　質	分解産物
唾　液	唾液アミラーゼ	デンプン	デキストリン，麦芽糖(マルトース)
胃　液	ペプシン	タンパク質	ポリペプチド
膵　液	トリプシン	タンパク質	ポリペプチド
		ポリペプチド	オリゴ(小)ペプチド
	キモトリプシン	タンパク質	ポリペプチド
		ポリペプチド	オリゴペプチド
	カルボキシペプチダーゼ	ポリペプチド	C末端からアミノ酸を切り取る
	アミラーゼ	デンプン	デキストリン
		デキストリン	二糖類
	リパーゼ	脂　肪	脂肪酸，モノグリセリド
	ヌクレアーゼ	核　酸	ヌクレオチド
	リボヌクレアーゼ	RNA	低分子RNA
	デオキシリボヌクレアーゼ	DNA	低分子DNA
小腸粘膜	マルターゼ	麦芽糖	グルコース(ブドウ糖)
	イソマルターゼ	α限界デキストリン	マルトース，マルトトリオース，グルコース
	スクラーゼ	ショ糖	グルコース，フルクトース(果糖)
	アミノペプチダーゼ	ペプチド	N末端からアミノ酸を切り取る
	エンテロペプチダーゼ	プロ酵素	小ペプチドを切断して活性化する

こまかく切断するカルボキシペプチダーゼ，脂肪を分解するリパーゼ，デンプンを分解するアミラーゼ，核酸を分解するヌクレアーゼ，リボヌクレアーゼ，デオキシリボヌクレアーゼなどである．これらは，膵臓の中でチモーゲン顆粒とよばれる袋状の器官に蓄えられていて，刺激を受けると十二指腸に放出される．

　胆のうから放出される胆汁は消化酵素を含んでいない．主成分は胆汁酸で，これが石鹸のように脂肪をけん濁し，リパーゼが作用しやすくする．胆汁は肝臓で合成され，胆のうに濃縮貯留される．食物が消化管に到達すると，胆のうは収縮刺激を受けて胆汁を放出する．利用された胆汁酸は腸内細菌の作用を受けたのち，小腸の下部から再吸収される．胆汁にはビリルビンなど褐色の成分が含まれており，便の色はこれらの胆汁の成分による．胆道閉塞などで胆汁の分泌が低下すると糞便は白くなる．

　消化酵素類は，デンプンやタンパク質をそれぞれオリゴ糖，オリゴペプチドとよばれる数個の糖あるいはアミノ酸からなる小さな分子にまで分解する．さらに，小腸の微絨毛表面には，これらを最終的な吸収形態にまで分解する酵素が存在し，食物はここで最終的な分解を受けつつ腸管細胞内に吸収される．つまり，分解と吸収は微絨毛の近くで同時に進行する．両者を厳密に区別することはできないので，このような最終的な消化・吸収過程を膜消化とよんでいる．

2.2 栄養素の吸収

栄養素別に消化・吸収の過程を説明する（表2.2）．
a. 糖の小腸・筋肉・脂肪組織への吸収

　炭水化物のうち，糖質は二糖類や単糖類にまで分解されて小腸から吸収されるが，二糖類の吸収機構と単糖類の吸収経路は異なると考えられている．ショ糖などの二糖類やデンプンの分解産物であるマルトース，イソマルトースは，二糖類分解酵素で消化を受けながら吸収される（膜消化）．一方，単糖類の小腸への吸収は吸収担体を用いて行われ，これには2種類ある．グルコースとガラクトースは同じ吸収担体で吸収されるが，いずれもATPのエネルギーを使って濃度勾配にさからって行われる，いわゆる能動輸送とされている．フルクトースの吸収はエネルギーを使わず，濃度勾配にさからって吸収されることもない．フルクトースのような吸収機構を促進拡散とよぶ．

　体内に入ったグルコースは，筋肉や脂肪組織など多くの臓組織に吸収される．

表 2.2 腸管における物質輸送と最大吸収の局在

物　　質	吸収・分泌能の局在			大　腸
	小　　　腸			
	上　部	中　部	下　部	
単糖類　グルコース	+++	+++	++	0
ガラクトース	+++	+++	++	0
キシロース	+++	++	+	0
二糖類　乳　糖	+++	+	+	0
マルトース	+++	+++	+	0
中性アミノ酸	++	+++	++	0
塩基性アミノ酸	+++	++	++	?
サルコシン，ベタイン	++	++	++	?
γ-グロブリン（新生児）	+	++	+++	?
ピリミジン（チミン，ウラシル）	+	+	?	?
トリグリセリド（TG）	++	++	+	?
脂肪酸吸収と TG への転換	+++	++	+	0
胆汁酸塩	0	+	+++	?
ビタミン B_{12}	0	+	+++	0
ビタミン A	+++	+++	+	?
ビタミン D	+++	+	+	?
Na^+	+++	++	+++	+++
H^+（HCO_3^- 分泌）	0	+	++	++
Ca^{2+}	+++	++	+	?
Fe^{2+}	+++	++	+	?
Cl^-	+++	++	+	0
SO_4^{2-}	++	+	0	?

(T. H. Wilson：Intestinal Absorption, Saunders, Philadelphia, 1962)

　筋肉へのグルコースの吸収は，グルコース輸送担体とよばれる吸収担体を介するが，能動輸送ではない．この輸送担体には少なくとも2種類あり，1型，4型とよばれている．いずれも，先に述べた小腸のグルコースの能動輸送に関与している吸収担体とは，まったく構造が異なる．血中インスリン濃度の増加や運動時の筋肉収縮によって，4型のグルコース輸送担体の吸収活性が上がる．この活性化機構については，細胞膜表面に露出するグルコース輸送担体の数がふえるという説（トランスロケーション説，図2.4）がある．一般的に，筋肉を使わなければこの輸送担体の総数が減少し，グルコースの吸収能力が低下する．これはII型糖尿病の原因の一つでもある（詳しくは3.1.3.a項参照）．反対に，長期間運動を行うと筋肉のグルコース吸収能力は増加する．

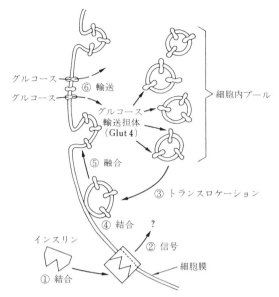

図 2.4 インスリン刺激によるグルコース輸送担体のトランスロケーション説
筋肉にインスリンが作用した際や，運動によって糖の吸収が増加したときには 4 型グルコース輸送担体がはたらいている．このグルコース輸送担体は普段は細胞内に隠れており，インスリンなどの刺激が加わると細胞膜表面に現れる．(B. B. Kahn and S. W. Cushman：*Diabetes* **1**, 203-227, 1985)

　脂肪は脂肪細胞の集合体であり，糖を吸収して脂肪を合成している．脂肪細胞の糖の吸収機構は筋肉のそれとほぼ同じで，グルコース輸送担体も筋肉細胞と共通であり，インスリン刺激でグルコース吸収が増加する．

b. 脂質の小腸・筋肉・脂肪組織への吸収

　食物中の脂質のほとんどは中性脂肪（トリアシルグリセロール；トリグリセリドと略すこともある）であり，これがリパーゼで分解され，二つの脂肪酸と，一つの脂肪酸が結合したモノグリセリドとなり，腸細胞に吸収される．吸収された脂肪酸は，小腸細胞内で再びトリグリセリドに合成されてリンパへ運ばれる（詳しくは 3.2 節参照）．筋肉への脂肪の吸収機構は不明な点が多いが，血液で輸送されてきた脂肪酸を吸収する．一方，脂肪細胞では，リポタンパク質に含まれて血中を輸送されてきたトリグリセリドを，脂肪細胞の膜に存在するリポタンパク質リパーゼが脂肪酸に切断して吸収する．

c. アミノ酸の小腸・筋肉・脂肪組織への吸収

腸細胞のアミノ酸の吸収には，ペプチドの形で行われるものとアミノ酸の形で行われるものの2種類の系があり，それぞれ独立していると考えられている．

アミノ酸の吸収は，エネルギーも吸収担体も使わない単純拡散，吸収担体を介した促進拡散，さらにエネルギーを使い濃度勾配にさからって輸送を行う能動輸送の三つの方法で行われる．これと類似のものとして，腎臓のアミノ酸の再吸収系がある．一般に，小腸でも腎臓でも中性のアミノ酸は吸収が速く，能動輸送される割合が高いと推定されている．

ペプチドの吸収機構は不明な点が多い．アミノ酸が2～3個のペプチドがとくに効率よく吸収され，それ以上の大きなペプチドの吸収は活発ではない．ペプチドの吸収はアミノ酸の吸収とは拮抗しないので，独自の吸収担体が存在すると思われている．

また，これらとはまったく別に，高分子のタンパク質が小腸から吸収される現象がある．高分子タンパク質の吸収は，新生児の消化管ではとくに活発であり，成人でも微量が吸収されている．この詳しい機構は明らかではないが，成人では摂取したタンパク質の約0.1％が高分子のまま吸収されているという研究報告もある．

筋肉および脂肪組織へのアミノ酸の吸収機構はまだ研究途上にある．筋肉はタンパク質を大量に含む臓器であり，その代謝回転によるアミノ酸の放出と吸収は，栄養学の分野でも重要な研究課題となっている．

2.3　ホルモン応答

ホルモンの分類については1章で述べた．消化・吸収に関与するホルモンは主として水溶性のペプチドホルモンである．ペプチドホルモンには，消化管でつくられて血液に放出される消化管ホルモンと，膵臓やその他の臓器でつくられるホルモンがある．

a. 消化管ホルモン

消化管ホルモンは，食事などの刺激によって消化管の細胞で合成されて血液に分泌されるが，ほとんどがアミノ酸数十個以下からなるペプチドであり，C末端がアミドの形になっているものが多い．消化管ホルモンの作用は神経系と対比して考えられてきた．しかし近年になって，これらの伝達機構や形態学的研究が進

表2.3 脳・腸・膵ペプチドホルモンの分布

産生ホルモン	分泌細胞	脳	胃前庭部・体部	十二指腸・空腸	回腸	大腸	膵臓
ガストリン	G		○	○			
エンケファリン	G	○	○	○			
VIP	D_1	○	○	○	○	○	○
サブスタンス P	EC_1	○	○	○	○	○	
ソマトスタチン	D	○	○	○			○
CCK	I	○		○			
ボンベシン	P	○	○	○			
ニューロテンシン	N	○			○		
モチリン	EC_2			○			
セクレチン	S			○	○		
GIP	K			○	○		
(エンテロ)グルカゴン	AL			○	○	○	○
インスリン	B						○
PP	PP						○

(松尾 裕:新消化器病図説, p.168, 1986)

み,ホルモンと神経とは協同して情報を伝達していることが明らかになった.しかも,神経伝達物質と消化管ホルモンのいくつかは同じ物質であった.脳の神経伝達物質の大半が小腸にも存在しており(表2.3),この意味で神経系とホルモン系とは明確な区別ができない連続的なものであると認識されつつある.

b. 主な消化管ホルモンとその作用(表2.3)

1) ガストリン ガストリンには,アミノ酸配列の第12番目のチロシンがスルフォン化されているもの(ガストリンII)とされていないもの(ガストリンI)があるが,両者の生理活性に差はない.ガストリンは胃の粘膜クリプトの比較的深い部分に散在するG細胞で合成され,食物が胃幽門部を機械的,あるいは化学的に刺激すると血液中に放出される(胃粘膜の構造は1章参照).血中のガストリンは胃に作用して胃酸の分泌を刺激するが,胃内のpHが約2.5以下になるとガストリンの血液への放出は抑えられる.つまり,ガストリンは胃のpHを一定に保つ役割を担っている.

2) コレシストキニン(CCK) コレシストキニンは,十二指腸や小腸の十二指腸に近い部分に散在するI細胞(M細胞とよぶ人もいる)で合成される.

胆のうを収縮させて胆汁を放出させたり，膵酵素の分泌を促したり，胃の幽門を閉じて食塊の輸送を遅らせるなどの多彩な作用をもつ．

3) **セクレチン**　セクレチンも膵臓に作用するが，CCK が主に膵臓からの消化酵素の分泌を刺激するのに対し，CCK は主に膵液の放出を刺激する．小腸の pH が上がるとセクレチン分泌は停止する．

4) **モチリン**　空腹時の胃の運動を刺激する．いわゆる「お腹が鳴る」現象である．

5) **ソマトスタチン**　膵分泌など，消化管に関するほとんどすべての分泌を抑制し，胃や小腸などの消化管のぜん動運動を抑制する．

6) **インクレチン（GIP，GLP-1）**　ガストリックインヒビトリーポリペプチド（GIP）は，当初は胃酸の分泌を抑制するホルモンとして発見されたが，この作用はそれほど強くない．現在ではむしろ，膵臓からのインスリン分泌を促す作用が注目されている．たとえば，実験的にある量の糖を口から与えると，それを血液に注入したときよりも多量のインスリンが分泌される．これは，小腸に到達した糖が GIP 分泌を刺激し，インスリンの放出を促進していると説明できる．また GIP は，消化管の脂肪によっても強く分泌され，インスリン放出を強化する．つまり，GIP は糖や脂肪の代謝にかかわる消化管ホルモンである．

グルカゴン様ペプチド（GLP-1）も，GIP と同様にグルコース依存的にインスリン分泌を促進するペプチドである．GIP が小腸上部から分泌されるのに対して，GLP-1 は主に小腸下部から分泌される．

GIP および GLP-1 のような，グルコース依存的にインスリン分泌を促進する作用をもつ消化管ホルモンを総称して，インクレチンと呼ぶ．

7) **エンテログルカゴン**　このホルモンは，グルカゴン（glucagon）の前駆物質のグリセンチンと同一であることが最近明らかになった．グルカゴンは膵臓から放出される 29 個のアミノ酸からなるペプチドホルモンである．エンテログルカゴンは消化管の下部から放出されてグルカゴン様の作用を示すが，69 個のアミノ酸からなり，その配列中にはグルカゴンの配列が完全に含まれている．すなわち，グリセンチンは膵臓でも小腸でも合成されており，膵臓ではグルカゴンに切断されて放出されるが，小腸からは長いまま，エンテログルカゴンとして放出されるのである．グルカゴンとエンテログルカゴンの生理活性は同じで，組織から糖を遊離させる機能をもつ．

c. 消化管ホルモンの協同作用による消化吸収の調節

上で説明した消化管ホルモンは単独ではなく，協同して消化・吸収を調節している．ガストリンは胃内の食物の信号を受けて分泌され，胃酸分泌を惹起する．食物が小腸に達するとCCKやセクレチンが放出され，胃酸の分泌を抑制する．さらに，CCKは膵酵素分泌を，セクレチンは膵液分泌を促すが，それらより遅れて分泌されるペプチドYY（PYY）などによって抑制される．このように，消化管ホルモンは連携作業で消化・吸収を円滑に進めている（図2.5）．

d. 食物成分によるホルモン分泌

消化管ホルモンの分泌は，動物が体内で「食物を消化・吸収さらには代謝せよ」という情報を伝達する一手段である．動物の体は，消化管ホルモンの分泌を介して，消化管内の食物の内容や量を化学的に把握し，食物の消化や代謝の準備をする．したがって，食物の成分によって，消化管から分泌されるホルモンの多様性も異なる．表2.4にWalshの総説をまとめた．

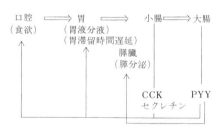

図2.5 分泌された消化管ホルモンは，すでに惹起されている作用を抑制する
この図では，小腸から分泌されたCCKとセクレチンおよび回腸から分泌されたPYYが胃液分泌抑制，胃滞留時間延長，食欲抑制を行う．PYYはまたCCKやセクレチンの作用を抑制する．

表2.4 代表的な消化管ホルモンと食物による分泌刺激

消化管ホルモン	タンパク質	アミノ酸	炭水化物	脂肪酸
ガストリン	＋	＋	－	－
CCK	＋（ラット）	＋（ヒト）	－	＋
セクレチン	＋	－	－	＋
GIP		＋	＋	＋
エンテログルカゴン	＋		＋	＋
PYY			＋	＋
モチリン			＋	＋
ソマトスタチン	＋	－		＋

＋；分泌刺激あり，－；分泌刺激なし．

脂肪は，ガストリンを除くほとんどすべての消化管ホルモンの分泌を刺激する．これは，中性脂肪が分解して生じた脂肪酸がホルモン分泌を促すためであると考えられている．タンパク質とアミノ酸は，ガストリン，CCK，GIP，パンクレアティックポリペプチド（PP）などの分泌を促進する．炭水化物はあまり消化管ホルモンの分泌を促進しない．GIPとエンテログルカゴンなど，糖代謝にかかわる消化管ホルモンの分泌を促進するだけである．そのかわり，グルコースは体内に吸収されて血液に入ってから膵臓を刺激してインスリンを分泌させる．インスリンは下等な動物では消化管ホルモンであること，膵臓は小腸から分化したことなどを考えると，これは実に興味深い現象である．

e. 血糖と膵ホルモン

膵臓は外分泌器官であり，また内分泌器官でもある．上で述べてきた消化管への膵酵素の放出は，膵臓の腺房細胞で合成した消化酵素類の外分泌である．内分泌器官としてのもっとも重要な役割は，血液中のグルコース濃度，すなわち血糖値をある一定の範囲で厳密に調節することである．膵臓は，腺房細胞にかこまれた島のようにみえるランゲルハンス島の細胞で合成したインスリンとグルカゴンを血中に内分泌して，血糖値を調節している．

血糖は，極端な飢餓の場合を除いて，脳の唯一の栄養源である．血糖が下がると脳はエネルギー欠乏となり，昏睡に至る．脳を養うために血糖が存在するといっても過言ではない．血糖値を一定範囲に保つことは動物の生存にとってきわめて重要で，極端な低栄養状態では血糖値維持のために，肝臓や筋肉などすべての臓器のタンパク質を分解して糖新生でグルコースに変えてしまうほどである．

食物のデンプンは小腸で消化・吸収されると，グルコースの形で血中に現れる．この血中グルコース濃度に応じて，膵臓はインスリンを内分泌する．インスリンに応答して，肝臓，筋肉，脂肪組織などほぼすべての臓器がグルコースを吸収する．一方，食間時などで血糖値が下がると，膵臓はグルカゴンを内分泌して各臓器へのグルコースの吸収を抑えるとともに糖新生を促す．副腎髄質が分泌するエピネフリンもグルカゴンと同じ作用をし，両者は協調して血糖上昇のためにはたらく．

膵臓の応答には閾値があり，血糖値がある閾値をこえるとインスリンを分泌する．小腸からのグルコース吸収が急激に増すと，血糖値がインスリン分泌の閾値をこえて高くなり，膵臓はインスリンを放出する．一方，グルコースが緩やかに

長時間かけて吸収されると閾値をこえないので,あまりインスリンを分泌しない.したがって,同じ量の糖質を摂取しても,小腸からの吸収が緩やかならばインスリンの放出も穏やかである.インスリンの放出を低く保てれば,糖は脂肪組織へ吸収されにくく,肥満予防や糖尿病予防に効果があると考えられている.

3. 栄養素の機能

　ヒトを含め動物は栄養素を植物に依存している．植物は光エネルギーを捕捉してATP（adenosine triphosphate）とNADPH（還元型 nicotinamide adenine dinucleotide phosphate）をつくることができる．ATPはすべての生命体に共通のエネルギー通貨である．NADPHは，植物が炭酸ガスと水からグルコースを合成するために必須の還元剤である．そして，植物はグルコースから生命体に必要なすべての生体成分をつくることができる（独立栄養生物とよぶ）．しかし，ヒトは光エネルギーを利用することも，グルコースからすべての生体成分を合成することもできない．そのため，私たちは食物を摂取しなければ生きていけない（従属栄養生物とよぶ）．それでは，どのような食物成分が私たちに不可欠なのだろうか．現在では糖質・脂質・タンパク質・ビタミン・無機質とよばれる五つの食物成分が不可欠であることがわかり，これらを栄養素とよんでいる．

3.1 糖　　　質

　食物に含まれる炭水化物のうち，消化吸収されるもの（2章参照）を糖質，ほとんど消化されないものを食物繊維（4章参照）と分類する．

　私たちは疲れを感じると甘い物（糖類）を，腹が空くと糖質（sugar）が多く含まれている食品を食べたくなる．これは，糖質が脂質やタンパク質に比べてエネルギーに転換されやすいからである．糖質を多く含む食品として，米・小麦・ソバ・トウモロコシなどの穀類，サツマイモ・ジャガイモなどのイモ類，バナナ・ブドウ・柿・リンゴなどの果物，ショ糖を使った菓子類などがある．糖質の種類からみると，私たちが日常摂取するものとしてはデンプンがもっとも多く，ついでショ糖，さらにラクトース（乳糖），マルトース（麦芽糖），グルコース，フルクトースなども摂取している．

3.1.1 糖質の種類と構造

糖質はアルデヒド基あるいはケトン基をもつポリアルコールであり，グルコース，フルクトース，ガラクトース，リボースなどの単純糖や，一部が修飾されたデオキシ糖，アミノ糖，ウロン酸などが基本単位である（図3.1）．これらの2～10個が脱水縮合したオリゴ糖，多数縮合した多糖，タンパク質と縮合した糖タンパク質，脂質と縮合した糖脂質などのすべてを総称して糖質という．

3.1.2 代謝と機能

成人は，糖質源としてグルコース，二つのグルコースからなるマルトース，あるいは多くのグルコースからなるデンプンのみを与えても十分に生体を維持できる．つまり，成人にはグルコースが不可欠糖質である．しかし，乳児期にはガラクトースの合成能力が弱く，ガラクトースを多く含む乳の摂取，すなわちラクトースが必須である．

食物として摂取した糖質の機能は，図3.2のように九つに分類できる．すなわち，(1) グリコーゲンとして一時貯蔵される．(2) 解糖系で直接のエネルギー源となり，さらにTCA回路でNADH（還元型 nicotinamide adenine dinucleotide）

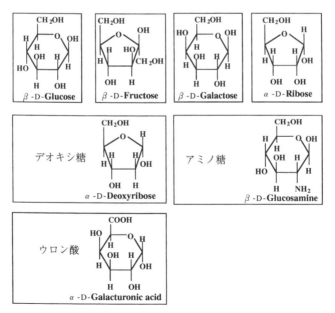

図3.1 単糖類の構造

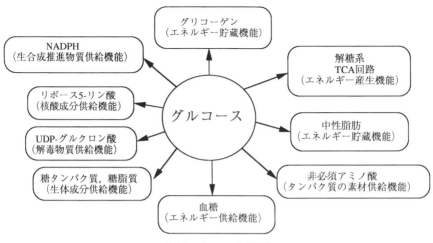

図 3.2　グルコースの機能

を産生することでエネルギー源となる．(3) 中性脂肪に変えられて貯蔵される．(4) 非必須アミノ酸に変えられてタンパク質合成に利用される．(5) 血糖として体内を循環（血糖維持）してエネルギーを供給する．(6) 糖タンパク質や糖脂質などの生体構築成分となる．(7) UDP（uridine diphosphate）-グルクロン酸となり毒物の解毒・排泄に貢献する．(8) 核酸成分などのリボース 5-リン酸（ribose 5-phosphate）を供給する．(9) NADPH を供給して生体の生合成バランスを維持する．

a.　グリコーゲンの代謝

1)　グリコーゲンの合成（glycogenesis）　多糖のデンプンを摂取すると，消化管で消化酵素の作用を受け，単糖のグルコースとなって吸収される（2章参照）．吸収されたグルコースは血液で体内を循環し，各組織の細胞へ取り込まれ，すみやかにヘキソキナーゼ（肝臓ではグルコキナーゼ；glucokinase）でリン酸化されてグルコース 6-リン酸（glucose 6-phosphate；G 6 P）となる．細胞はグルコースを G 6 P に変えることで，細胞内のグルコース濃度を低くし，血液からさらにグルコースを取り込めるようにしている．取り込み量が多いのは肝臓と筋肉であり，グルコースを多糖のグリコーゲン（glycogen）に合成して，貯蔵している．

成人の肝臓での 1 日のグリコーゲン合成量は，160〜180 g と見積もられてい

る．グルコースの1mol（180g）をグリコーゲンとして貯蔵するために，1molのATPと1molのUTP（uridine triphosphate；高エネルギー化合物で，加水分解でATPと同量のエネルギーを放出する．多糖生合成のエネルギー通貨として使用されることが多い）を消費する．このエネルギー量は解糖系が産生するATPのmol数とまったく同じで，2molのATP，すなわち14.6kcalのエネルギーが消費されていることになる（1molのATPの加水分解は7.3kcalのエネルギーを産生する；$ATP+H_2O=ADP+H_3PO_4+7.3$ kcal）．

2） グリコーゲンの分解（glycogenolysis） 生体が，糖質の貯蔵形態としてグルコースそのものではなく，グルコースが$α$-1,4結合し，その途中で$α$-1,6結合でいくつもに枝分かれした構造のグリコーゲンを選択したのは，三つの利点による．グリコーゲンにすることで，(1)細胞内の浸透圧を下げることができ，(2)反応性の高いアルデヒド基をマスクし，(3)高度に枝分かれしているために酵素分解がしやすく，すみやかにグルコース1-リン酸（G1P）を供給できる．

グリコーゲン濃度がもっとも高いのは肝臓で，多いときでは肝重量（成人では約1.5kg）の5％にもなる．グリコーゲンはホスホリラーゼ（glycogen phosphorylase）によって，非還元末端からG1Pに加リン酸分解される．G1Pはホスホグルコムターゼ（phosphoglucomutase）でG6Pに変換され，グルコース-6-ホスファターゼによって脱リン酸化されてグルコースとなる．そして，血中に放出されて血糖を維持することで脳にエネルギーを供給する．

筋肉には筋重量（成人の平均は約4kg）の0.4〜0.6％程度のグリコーゲンが貯蔵されている．筋肉でも肝臓と同様に，グリコーゲンはホスホリラーゼで加リン酸分解され，G1P，G6Pとなるが，肝臓とは異なり，解糖系に入りエネルギー生産に使われる．筋肉はグルコースを自身のエネルギー源とするために，グルコース-6-ホスファターゼをもっていない（G6Pは細胞膜を通過できない）．

筋グリコーゲンが供給できるエネルギーは，200〜800mを走る程度あるいは50〜200mを泳ぐ程度の数分の運動である．このときグリコーゲンは乳酸にまで分解され，筋肉には乳酸が蓄積する（乳酸性エネルギー供給機構）．一方，短時間の運動，たとえば打つ・跳ぶ・投げる・もち上げるといった単発的な全身運動や短距離走（50m，100m）の場合には，筋肉中に蓄えられているクレアチンリン酸（creatine phosphate）が使われ，グリコーゲンは消費されず乳酸は蓄積し

ない（非乳酸性エネルギー供給機構）．クレアチンリン酸はATPよりも安定な高エネルギー化合物で，体が運動をしていない休息時などにATPからつくられる．エネルギーは，クレアチンリン酸＋ADP＝クレアチン＋ATPの反応で，ATPとして放出する．しかし，筋肉内のクレアチンリン酸の蓄積量は少なく，10秒程度しかエネルギーを供給できない．

上で述べたように，グリコーゲンは生体の臓組織がエネルギーを必要としているときに分解される．一方，私たちが興奮したり緊張したりするとアドレナリン（闘争ホルモンあるいは逃走ホルモンなどとよばれる）が分泌されるが，このアドレナリンはグリコーゲン分解を促進し，興奮の度合いに見合うだけのエネルギーをグルコースとして供給させる．また，副腎皮質刺激ホルモン（ACTH）も興奮などで分泌され，グリコーゲン分解を促進させる．ストレスなどで過食する人がいるが，このようにして消費したグリコーゲンを補うために過食になるのかもしれない．

3）**グリコーゲンの合成と分解の調節**　図3.3に肝細胞でのグリコーゲン合成と分解の調節の概略を示した．グリコーゲン分解はホスホリラーゼで，合成はグリコーゲン合成酵素（glycogen synthase）で直接調節されている．いずれも細胞外からのホルモンの情報がセカンドメッセンジャーのcAMP濃度を変えることで酵素活性を調節するが，グルカゴンはcAMP濃度を上げてグリコーゲン分解を促進させ，インスリンはcAMP濃度を下げて分解を抑制する．また，グ

図3.3　ホルモンによる肝グリコーゲンの合成・分解の調節と血糖の調節
血糖値が低下すると，(1)肝臓ではグルカゴンの作用でアデニル酸シクラーゼが活性化され，(2)ATPからcAMPへの反応が促進され，cAMP濃度が上昇する．すると，(3)cAMPはcAMP依存性タンパク質キナーゼ（不活性型Aキナーゼ）に結合し，活性型に変換する．次に，(4)活性型Aキナーゼは不活性型ホスホリラーゼキナーゼ(b)をリン酸化して活性型のホスホリラーゼキナーゼ(a)に変換する．(5)活性型のホスホリラーゼキナーゼ(a)は不活性型のホスホリラーゼ(b)をリン酸化して活性型のホスホリラーゼ(a)にする．(6)活性型のホスホリラーゼ(a)はグリコーゲンからG 6 Pを切り出す．(7)G 1 PはG 6 Pを経てグルコースとなり，血中に放出される．一方，(8)cAMPによって活性化された活性型Aキナーゼはグリコーゲン合成酵素をリン酸化し，不活性型にし，グルコースからのグリコーゲンの合成を抑える．さらに，(9)アドレナリンは図の下部に示したような機構でホスホリラーゼキナーゼ(b)を活性化し，一連のカスケード反応によりグリコーゲンの分解を促進し，血中のグルコース濃度を上げる．
(10)グルココルチコイドはG 6 Pからグルコースへの脱リン酸反応を促進させ，血中のグルコース濃度を上げる．
一方，(11)インスリンは，ジエステラーゼを活性化してcAMP濃度を下げ，Aキナーゼを不活性型のままにする．さらに，(12)血中から肝細胞へのグルコースの取り込みを促進し，グルコース→グリコーゲンの反応が進むように調節する．したがって，血中のグルコース濃度は低下する．

3.1 糖質

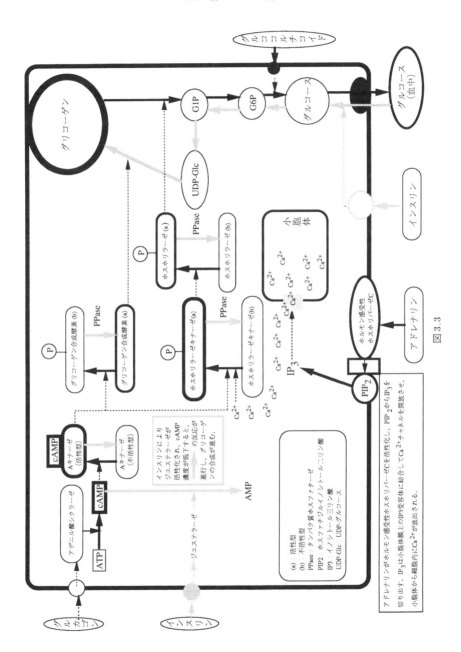

図 3.3

リコーゲン分解はアドレナリンが細胞内のCa^{2+}濃度を上げても促進する（アドレナリンのβ作用）。

筋肉ではアドレナリンがcAMP濃度を上げてグリコーゲン分解を促進させる（アドレナリンのα作用）。また，筋肉が収縮運動をくり返すと筋細胞内のCa^{2+}濃度が高くなり，ホスホリラーゼ活性が高く維持される．さらに，ATPが消費されAMP濃度が上昇すると，不活性型のホスホリラーゼも活性を発現する．筋肉でエネルギーを生産する解糖系の律速はG1Pの供給量にあるので，ホスホリラーゼで十分にG1Pを供給することが最大筋力を発揮させることになる．そのためには，血中のアドレナリン濃度と筋細胞内のCa^{2+}濃度を高く保つことが必要となる．したがって，激しい運動の前にウォーミングアップすることには，ホスホリラーゼ活性を前もって高く維持するという意義がある．

b. グルコースの代謝

1) 解糖系（glycolysis）　　解糖系は，酸素を必要としない嫌気的な条件でエネルギーを産生することができ，補酵素の一つのNAD⁺で酸化が進められるという特徴をもっている．

解糖とは，炭素原子6個のグルコースが10段階の連続した酵素反応で，炭素原子3個のピルビン酸あるいは乳酸2分子に分解され，同時に2分子のATPと2分子のNADHが産生される過程である（図3.4）．これらの反応は細胞質で行われるが，反応の第1，3，および10段階の3カ所が大きなエネルギーを必要とする不可逆のリン酸化反応であり，これらの箇所でこの系の逆行系である糖新生と区別している．(1)第1段階；ヘキソキナーゼはG6P量が多くなると阻

図3.4　解糖系と乳酸からの糖新生
酵素名：[解糖系] ①ヘキソキナーゼ，②グルコースホスフェートイソメラーゼ，③6-ホスホフルクト-1-キナーゼ，④アルドラーゼ，⑤トリオースホスフェートイソメラーゼ，⑥グリセルアルデヒドリン酸脱水素酵素，⑦ホスホグリセリン酸キナーゼ，⑧ホスホグリセリン酸ムターゼ，⑨エノラーゼ，⑩ピルビン酸キナーゼ，⑪乳酸脱水素酵素．［糖新生］⑫ピルビン酸カルボキシラーゼ，⑬ホスホエノールピルビン酸カルボキシラーゼ，⑭フルクトース-1,6-ビスホスファターゼ，⑮グルコース-6-ホスファターゼ．
細胞質で生成したピルビン酸がミトコンドリア内に輸送されると，ピルビン酸脱水素酵素複合体によってアセチルCoAとなるか，ピルビン酸カルボキシラーゼによってオキザロ酢酸となるかに運命がわかれる．この運命はアセチルCoA濃度によって決まる．アセチルCoA濃度が高いときには，ピルビン酸脱水素酵素複合体が阻害され，逆にピルビン酸カルボキシラーゼが活性化されるからである．糖新生が進行する状態では，肝細胞内ではβ酸化がさかんとなって，大量のアセチルCoAが生成しているため，ピルビン酸カルボキシラーゼが活性化されている．したがって，ピルビン酸はオキザロ酢酸となり，糖新生が進む．

3.1 糖質

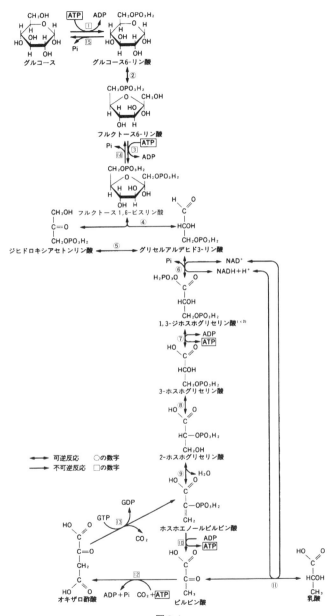

図3.4

害される．(2) 第3段階；6-ホスホフルクト-1-キナーゼ（PFK 1）は ATP や TCA 回路の基質のクエン酸濃度が高くなると阻害される．逆に，ADP や AMP 濃度が高くなると促進される．(3) 第10段階；ピルビン酸キナーゼは ATP で阻害される．とくに，(2) は解糖系制御の主役である．解糖系には PFK 1 と同時に PFK 2（6-ホスホフルクト-2-キナーゼ）も存在し，フルクトース 2,6-二リン酸（F 2,6 P）をつくっている．この F 2,6 P は PFK 1 の強力なアロステリック活性化剤であり，また糖新生系のフルクトース-1,6-ビスホスファターゼ（F 1,6 Pase）の阻害剤でもある．つまり，F 2,6 P は糖新生系を抑えて，グルコースの流れを解糖系に向かわせる重要な調節因子である．

　解糖によって生成したピルビン酸は，酸素が供給される組織の肝臓などでは TCA 回路に入り二酸化炭素と水にまで完全に分解されるが，筋肉で酸素が供給されない場合は乳酸脱水素酵素の第11段階の反応を受けて乳酸となる．この反応では第6段階で生成した NADH を NAD^+ に戻すが，それによって解糖系はさらに促進される．このため，筋肉の解糖系は酸素がなくてもグルコースを乳酸にまで分解でき，1分子のグルコースから2分子の ATP を産生する．

2) TCA 回路（citrate cycle）　嫌気的条件下での解糖系の産物の乳酸は，グルコースの潜在的エネルギーを 90 % も残したままである．そこで，酸素が十分に供給される肝臓などの組織では，ピルビン酸をミトコンドリアに移し，その TCA 回路で二酸化炭素にまで代謝する（図 3.5）．TCA 回路は次の三つの部位で調節されている．(1) 第1段階；ピルビン酸脱水素酵素複合体がピルビン酸をアセチル CoA（acetyl-CoA）に変換する反応で，ATP，アセチル CoA，NADH 濃度が高くなると阻害される．(2) 第5段階；イソクエン酸脱水素酵素は ADP で活性化され，NADH で阻害される．(3) 第6段階；2-オキソグルタル酸脱水素酵素複合体が 2-オキソグルタル酸をサクシニル CoA に変換する反応で，サクシニル CoA 濃度が上がると阻害される．TCA 回路はこの代謝回転で NADH と $FADH_2$ を生産するが，解糖系から数えるとグルコース1分子から10個の NADH と2個の $FADH_2$ が生成する．

3) 電子伝達系でのエネルギー変換　NADH と $FADH_2$ は，ミトコンドリア内膜に存在する電子伝達系（呼吸鎖；electron transport system）で水素を酸素に渡し，水を生成する．このとき，NADH からは3分子の ATP が，$FADH_2$ からは2分子の ATP が生産される．

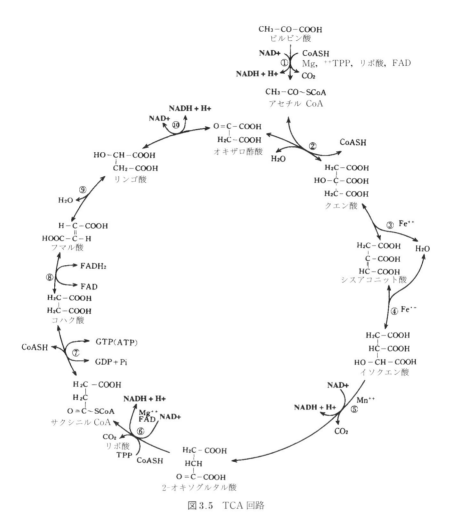

図3.5 TCA回路

酵素名：①ピルビン酸脱水素酵素複合体，②クエン酸シンターゼ，③アコニット酸ヒドラターゼ，④アコニット酸ヒドラターゼ，⑤イソクエン酸脱水素酵素，⑥2-オキソグルタル酸脱水素酵素複合体，⑦サクシニルCoAシンテターゼ，⑧コハク酸脱水素酵素，⑨フマレートヒドラターゼ，⑩リンゴ酸脱水素酵素．

TCA回路は，グルコースのみの完全酸化経路ではなく，脂肪酸や多くのアミノ酸の酸化分解経路でもある．さらに，糖新生が行われるときにはオキザロ酢酸が鍵物質となるので，TCA回路のメンバーに転化可能な化合物はすべてグルコースに変換可能である．一方，グルコースから脂肪酸あるいは非必須アミノ酸が生合成されるときにもこの回路が関与している．すべての代謝経路はTCA回路に通じており，代謝の中心である．

4) グルコースの完全酸化過程における ATP の生成数　解糖系と TCA 回路の目的は，グルコースに内在するエネルギーを生体が利用できるエネルギー物質の ATP に変換するために，NADH を生産することである．そこで，これらの経路で生産される NADH 数を表 3.1 にまとめた．NADH はミトコンドリア膜を通過できない．つまり，細胞質の解糖系の第 6 段階の反応で生産された NADH はミトコンドリアの電子伝達系に直接導入されず，ここには NADH に相当する還元当量だけを運搬する経路が存在する．脳・筋肉ではグリセロールリン酸シャトル (glycerol phosphate shuttle) にのってミトコンドリアに入り $FADH_2$ に，肝臓・腎臓・心臓ではリンゴ酸-アスパラギン酸シャトル (malate-aspartate shuttle) にのってミトコンドリアに入り，NADH に変換される．したがって，臓器によってグルコースからの ATP の生成数は異なり，脳・筋肉ではグルコース 1 分子から 36 分子の ATP が，心臓・肝臓・腎臓では 38 分子の ATP が産生される．

5) ペントースリン酸回路 (pentose phosphate cycle)　ペントースリン酸回路は細胞質に存在し，1 分子の G 6 P をこの回路で 6 回転させることによって 6 分子の二酸化炭素と 12 分子の NADPH を生産する．つまり，酸素を使わずにグルコースを完全燃焼させる回路である．ATP は産生しないが，NADPH の生産回路であり，生体での重要な NADPH の供給系である．NADPH は脂肪酸

表 3.1 グルコースの酸化による NADH, $FADH_2$, ATP, GTP の生成数

反　　応	NADH[*1]	$FADH_2$[*2]	ATP	GTP[*3]
グルコース→グルコース 6-リン酸			−1	
フルクトース 6-リン酸→フルクトース 1,6-ビスリン酸			−1	
グリセルアルデヒド 3-リン酸 (2 分子)→1,3-ジホスホグリセリン酸 (2 分子)	1×2=2		1×2=2	
1,3-ジホスホグリセリン酸 (2 分子)→3-ホスホグリセリン酸 (2 分子)			1×2=2	
ホスホエノールピルビン酸 (2 分子)→ピルビン酸 (2 分子)				
ピルビン酸 (2 分子)→アセチル CoA (2 分子)	1×2=2			
イソクエン酸 (2 分子)→α-ケトグルタル酸 (2 分子)	1×2=2			
α-ケトグルタル酸 (2 分子)→サクシニル CoA (2 分子)	1×2=2			
サクシニル CoA (2 分子)→コハク酸 (2 分子)				1×2=2
コハク酸 (2 分子)→フマル酸 (2 分子)		1×2=2		
リンゴ酸 (2 分子)→オキザロ酢酸 (2 分子)	1×2=2			
合　　計	10	2	2	2

[*1]: 1 分子の NADH から電子伝達系で 3 分子の ATP が産生される．
[*2]: 1 分子の $FADH_2$ から電子伝達系で 2 分子の ATP が産生される．
[*3]: 1 分子の GTP から 1 分子の ATP が産生される．

やステロイドの合成の基質であり（次節参照），また酸化型グルタチオンの還元などに必須である．たとえば，赤血球は多量の還元型グルタチオンを用いて，過酸化水素などの活性酸素による膜の損傷を防いでいる（5.3節参照）．還元型グルタチオンは活性酸素を解毒すると酸化型グルタチオンとなるが，酸化型を還元型に戻すのにNADPHが必要であり，NADPHが欠乏すると赤血球は重大な損傷を受ける．

　肝臓ではグルコースのおよそ30％がこの回路で代謝される．乳腺，脂肪組織，性腺，副腎皮質，白血球などの組織ではこの割合がさらに大きく，NADPHをそれほど必要としない心筋や骨格筋にはこの回路はほとんど存在しない．

　さらにペントースリン酸回路は，核酸をはじめとする種々のヌクレオチド類や補酵素類の合成材料であるリボース5-リン酸を供給する．とくに，リボース5-リン酸から合成される5-ホスホリボシル1-ピロリン酸は，プリンヌクレオチドの合成出発材料として重要である．

　6）**ウロン酸回路**（uronate cycle）　UDP-グルコースから異物の体内排泄に関与するUDP-グルクロン酸を合成する経路で，グルクロン酸経路ともよぶ．グルクロン酸は，ムコ多糖に共通する成分のヒアルロン酸の素材でもある．

c. ショ糖の代謝

　グルコースとフルクトースからなる二糖類のショ糖は，小腸粘膜上皮細胞の刷子縁に存在するスクラーゼで膜消化によって吸収される（2章参照）．フルクトースは主として肝臓のフルクトキナーゼでフルクトース1-リン酸にされ，ついでフルクトース-1-ホスフェートアルドラーゼでジヒドロキシアセトンリン酸（解糖系の中間代謝産物）とグリセルアルデヒドの二つの三炭糖に分解される（図3.6）．グリセルアルデヒドはリン酸化されてグリセルアルデヒド3-リン酸となり，解糖系に導入される．また，一部のグリセルアルデヒドは，グリセロール，そしてα-グリセロリン酸に変換されて，中性脂肪（トリアシルグリセロール）の合成に利用される（次節参照）．

d. ラクトースの代謝

　グルコースとガラクトースからなるラクトースも，ラクターゼによる膜消化で吸収される．ガラクトースは，ガラクトース1-リン酸となったのちに，UTPの助けを借りてG1Pに変わり（UDP-ガラクトース⇌UDP-グルコース），さらにG6Pに変換されて解糖系に導入される（図3.6）．

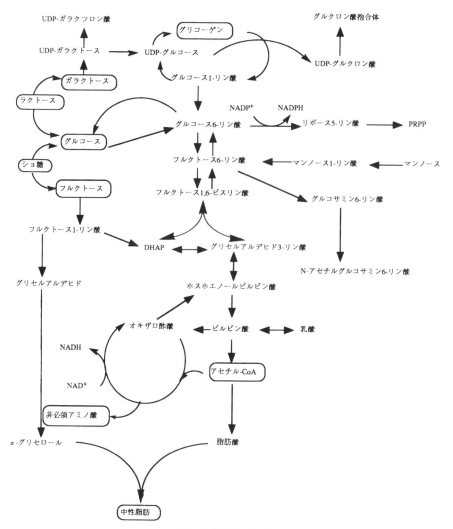

図 3.6 糖代謝の概要
DHAP：ジヒドロキシアセトンリン酸，PRPP：5-ホスホリボシル 1-ピロリン酸．

e. 糖新生（gluconeogenesis）

 グルコースを嫌気的代謝でしかエネルギー源として利用できない脳・神経系，赤血球，筋肉などは，血糖値が下がると数分で機能を失う．血糖値が低下すると，最初の数時間は肝臓のグリコーゲン分解系からグルコースが血中に供給され

る．ところが，私たちが数日間何も食べなくても，脳は機能をはたすし，筋肉も運動する．これは，糖新生とよばれる系が肝臓に存在し（腎臓にも一部の活性がある），アミノ酸などの糖質以外の栄養素から（脂肪酸は含まれない）グルコースが生合成されて，血中に供給されているからである．糖新生の主な出発物質はピルビン酸と乳酸であり，解糖系と逆の反応でグルコースを生産する（図3.4）．したがって，ピルビン酸に変換できるアスパラギン酸，グルタミン酸，アラニンなどのアミノ酸（糖原性アミノ酸とよぶ，3.3.3.b 項参照）が糖新生の基質として用いられる．また，乳酸やグリセロールは筋肉などから血液を介して肝臓に運ばれて基質になる（図3.7）．乳酸から1分子のグルコースを新生するには6分

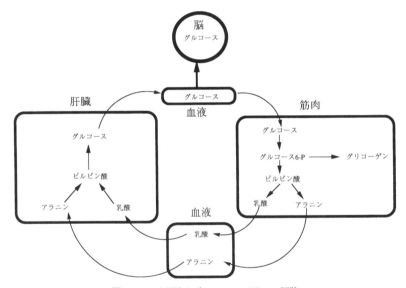

図3.7 コリ回路とグルコース-アラニン回路

肝臓でのグルコース合成の主な原料の一つに，筋肉や赤血球でグルコースからつくられる乳酸がある．急激な運動負荷時の筋肉，とくに速筋（白筋）やミトコンドリアをもたない赤血球では，解糖系で生じたピルビン酸はTCA回路に入らずに乳酸となる．この乳酸が血液循環を介して肝臓に運ばれ，グルコースに再合成され，再び血液循環にのって筋肉などの組織に運ばれ，エネルギー源として用いられる．以上のような代謝サイクルをコリ回路という．

また，飢餓の状態になると筋肉中のタンパク質の異化が進み，アミノ酸が生成する．その中で主にアラニンが血液を介して肝臓に運ばれ，ピルビン酸を経由してグルコースに合成される．このグルコースは血液循環にのって筋肉に運ばれ，筋肉のエネルギー源として利用される．以上の回路はグルコースを肝臓から筋肉へ，またアミノ態窒素を筋肉から肝臓へ運ぶ役割をはたすとともに，自由エネルギーを肝臓から筋肉へ回転させる効果ももっている．これをグルコース-アラニン回路という．

子の ATP が必要で，逆反応の解糖系の 3 倍もの ATP が消費される．つまり，肝臓は血糖の供給器官であり，脳や筋肉のためにはたらく非常に重要な臓器といえる．

f. 血　糖

血糖とは，血液中に含まれるグルコースのことである．私たちの体のすべての組織は，活動エネルギーとしてグルコースを最優先で利用している．血糖値の変化を感知するのは間脳（視床脳ともいい，すべての感覚神経の中継の場であり，自律神経系や内分泌系の機能を調節する中枢）である．食事の後などで血糖値が上がりすぎると（表 3.2），インスリンが分泌され（詳しくは 2 章参照），肝細胞と筋細胞のグルコースの取り込みを促して血糖値を下げる．さらにインスリンは，解糖系を活性化して糖の利用を高め，糖新生系を抑制する．逆に，運動などで血糖値が下がるとグルカゴンが分泌される．グルカゴンは，図 3.3 に示したように肝細胞の受容体に結合し，アデニル酸シクラーゼを活性化して細胞内の cAMP 濃度を高め，一連の反応でグリコーゲン分解酵素のホスホリラーゼを活性化して，グルコースを生成させて血中に放出する．このようにして，血糖値は常にある一定の範囲内に保たれている．空腹時では 70〜110 mg/dl，食事直後で

表 3.2　食品のグリセミック・インデックス（GI）値

食品名	GI 値
食パン	91
ジャガイモ	90
精白米	88
うどん	85
コーンフレーク	75
トウモロコシ	75
玄米	55
サツマイモ	55
バナナ	55
そば	54
中華そば	50
ブドウ	50
リンゴ	36

グリセミック・インデックス値（GI 値）とは，食品による血糖値の上がり方の違いを示す指数である．具体的には次の式により求められる．
GI 値 =（50 g の炭水化物を含む食品を摂取したときの血糖上昇曲線の面積）
÷（50 g のグルコースを摂取したときの血糖値上昇曲線の面積）×100

は最高 200 mg/dl で，食後 2 時間を過ぎると 120 mg/dl 以下となる．

g. アミノ酸への転換

TCA 回路は数種の有機酸を生成するが（図 3.5），この有機酸はアミノ酸に転換される（図 3.6）．たとえば，オキザロ酢酸からはアスパラギン酸が，α-ケトグルタル酸からはグルタミン酸が，ピルビン酸からはアラニンが生合成される（3.3 節参照）．

h. 脂質への転換

グリコーゲンはグルコースの貯蔵手段であるが，その貯蔵量には限界がある．そこで，余剰のグルコースはトリアシルグリセロールに変換されて脂肪組織に蓄えられる．この脂質合成は脂肪組織と肝臓で行われる．グルコースが解糖系を経てピルビン酸に変わると，ミトコンドリアに取り込まれ，TCA 回路の一部を経て，アセチル CoA，そしてクエン酸となる．クエン酸はミトコンドリアの外に放出され，クエン酸リアーゼでオキザロ酢酸とアセチル CoA に分解される．このアセチル CoA から脂肪酸が合成され（次節参照），解糖系のジヒドロキシアセトンリン酸の還元あるいはグリセロキナーゼの作用による，グリセロールのリン酸化からつくられた α-グリセロール 3-リン酸に付加されて，トリアシルグリセロールとなり貯蔵される．

3.1.3 糖質にかかわる疾病

a. 糖 尿 病

糖尿病は先進国に多く，わが国でも 1955 年頃から急増し，軽症のものも含めると現在 600 万人が糖尿病と考えられ，社会健康上の重要な問題になっている．

空腹時にグルコースを食べて，血糖値が正常値を 30 ％以上超える場合を一般に糖尿病とする．私たちの血糖値は空腹時には 70〜110 mg/dl に調整されており，これを超えると反応性の高いアルデヒドをもつグルコースは，ヘモグロビンを糖化するなどさまざまな悪影響をおよぼす．通常はこのような弊害が出ないように，血糖値はインスリン分泌などで厳密に調節されている．糖尿病にはインスリン依存型の I 型（insulin dependent diabetes mellitus；IDDM）とインスリン非依存型の II 型（non-insulin dependent diabetes mellitus；NIDDM）がある．前者はランゲルハンス島の β 細胞がウイルス感染などで破壊されてインスリンの産生が弱まり，インスリンが十分に分泌できないことが原因であり，後者はインスリンは分泌されているが必要とする組織がインスリンに十分対応できないこ

とが原因である．いずれも，糖質が正常に代謝できない代謝障害である．遺伝的な素因による場合と，それに肥満・過栄養・ストレス・下垂体機能亢進・副腎皮質機能亢進・感染など後天的要因が加わって発症する場合があると考えられており，とくにインスリン非依存型は，肥満，運動不足，過食や妊娠が引き金となることが多い．つまり，糖尿病の発病は生活環境に大きく依存しており，必ずしも糖質のとりすぎだけが原因ではなく，肉類と砂糖の摂取量増加と運動不足とが深く関係すると指摘されている．また，糖尿病が軽いうちは重大な障害にならないことが多いが，重症となりケトン血症（次節参照）やアシドーシスを呈した場合には問題である．したがって，食事量に合った運動をして糖尿病を予防する，あるいは食事療法などで糖尿病が悪化しないようにすることが重要である．

b. 乳糖不耐症

日本人の多くは，乳児期をすぎると次第に，3.1.2.d 項で述べた膜消化酵素のラクターゼ活性が下がる．ヒトによってはラクターゼ活性が完全に失われてしまい，これをラクターゼ欠損症あるいは乳糖不耐症（lactose intolerance）といい，牛乳を飲むと下痢の症状を示す．摂取した乳糖が未消化のまま大腸に運ばれて腸内細菌によって発酵され，その発酵産物が下痢を誘発する．また，発酵で生じた短鎖脂肪酸や水素ガスなどが腹部膨満や腹痛を起こすと考えられている．

3.1.4 糖質の適切な摂取量

糖質の摂取量は，必要エネルギー量の 50～65％がよいと考えられている．現代日本人の摂取量比は，穀類，とくに米の摂取量の低下によって徐々に下がって

表 3.3 炭水化物の年次推移
（1人1日あたり，g）

年	炭水化物
昭和 30 年	411
35 年	399
40 年	384
45 年	368
50 年	335
55 年	309
60 年	298
平成 2 年	287
15 年	274
20 年	265

いたが，最近は横ばい状態である．1955年（昭和30年）では1人1日あたり，炭水化物として411gであったが，徐々に減少し，2008年（平成20年）では265gである（表3.3）．糖質の摂取量の減少そのものは大きな問題ではないが，糖質とともに摂取できる多くの栄養機能成分の摂取量の減少と，脂質やタンパク質の摂取比の増加につながる．これが，次節以降で述べるさまざまな栄養障害につながっていることは疑いのない事実である．

3.2 脂　　　　質

脂質（lipids）はエネルギー源として重要であるばかりでなく，多様な生理機能をもっている．中性脂肪（トリアシルグリセロール）は体内に長い間貯蔵できるエネルギー源であり，リン脂質やコレステロールは細胞の膜を形成する．また，リン脂質に結合した多価不飽和脂肪酸からは，エイコサノイドとよばれる多くの局所ケミカルメディエーターがつくられる．食物から摂取する多価不飽和脂肪酸の種類によって，細胞膜のはたらきやエイコサノイド産生のバランスが変わる．このような脂質の多様な機能は，がん，心臓血管系および脳血管系疾患など，多くの疾病の発症と深いかかわりがある．どのような脂質を摂取するかによって，われわれの健康は大きな影響を受ける．

3.2.1 脂質の種類と構造

栄養学的に重要な脂質は，トリアシルグリセロール，リン脂質およびステロールだが，これらのほとんどは脂肪酸を構成成分として含んでいる（図3.8）．広義には，ビタミンA，D，E，Kなどの脂溶性ビタミンも含まれる（3.4.3項参照）．

a. 脂肪酸（fatty acids）

脂肪酸は脂質の加水分解で生成する有機酸であり，直鎖の炭化水素鎖の末端にカルボキシル基（-COOH）をもつ（図3.8(1)）．2炭素単位で生合成されるため，食物や生体に含まれる脂肪酸のほとんどは炭素数が偶数である．炭素数が4以下のものを短鎖，6から10のものを中鎖，12以上を長鎖脂肪酸に分類するが，厳密な定義ではない．炭化水素鎖に二重結合（不飽和結合）をもたないものを飽和脂肪酸，一つもつものをモノ不飽和脂肪酸，二つ以上もつものを多価不飽和脂肪酸とよぶ．天然の脂肪酸の二重結合はほとんどがシス型である．なお，有機酸の状態の脂肪酸を遊離脂肪酸（free fatty acids）とよぶが，脂質の構成成分

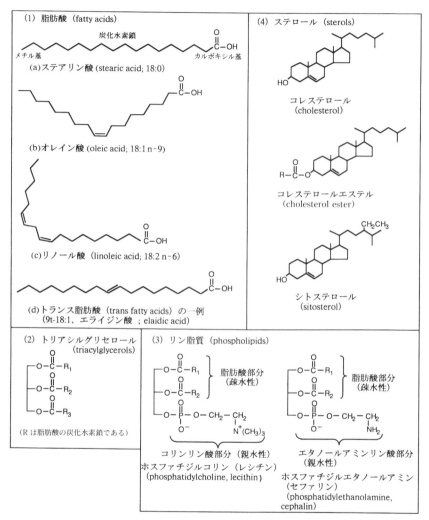

図3.8 主な脂質の構造

脂肪酸は，その立体構造を模式的に示した．天然の不飽和脂肪酸の二重結合はシス型であり，二重結合が多いほど折れ曲がりが大きくなる．脂肪酸は炭素数と二重結合の数から，18：0（ステアリン酸，(1)-(a)），18：1（オレイン酸，(1)-(b)），18：2（リノール酸，(1)-(c)）のように表記する．トランス脂肪酸((1)-(d)）は，シス型と区別するためにt-18：1あるいは*trans*-18：1と表記する．これに対して，シス型はc-18：1あるいは*cis*-18：1と記す．なお，9c，12c-18：2（リノール酸）や9t-18：1（エライジン酸）と記した場合には，カルボキシル基から数えて何番目の炭素にシス型あるいはトランス型の二重結合があるかを表す．

として結合した状態か，また代謝に関与する場合はアシルコエンザイム A（acyl-coenzyme A；アシル CoA；脂肪酸と CoA が結合したもの．水溶性）の形に活性化されていることが多い．脂肪酸はほとんどの脂質に含まれることから，脂質の機能全体にかかわりをもつ．

1) 飽和脂肪酸（saturated fatty acids）　飽和脂肪酸は，ラード，牛脂などの動物性脂肪やパーム油，ヤシ油などに多い．食品中の一般的な飽和脂肪酸は，パルミチン酸（palmitic acid；16：0）とステアリン酸（図3.8(1)）である．ラウリン酸（lauric acid；12：0）やミリスチン酸（myristic acid；14：0），およびこれらより炭素数の少ない脂肪酸は，乳脂，ヤシ油，パーム核油に比較的多い．炭素数が12以上の飽和脂肪酸の融点は40℃以上であり，室温では固体である．ヒトは，これらの飽和脂肪酸を体内で合成することができる．

2) モノ不飽和脂肪酸（monounsaturated fatty acids）　植物油のモノ不飽和脂肪酸のほとんどはオレイン酸（融点は11℃，図3.8(1)）で，とくにオリーブ油，菜種油，高オレイン酸サフラワー油などに多い．植物油はパルミトレイン

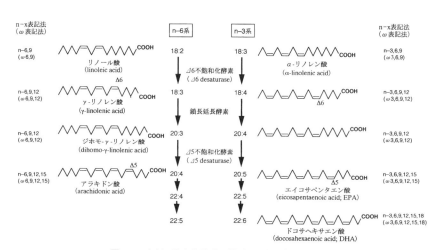

図3.9　多価不飽和脂肪酸の構造と長鎖不飽和化反応

脂肪酸はアシル CoA となって，小胞体で図のように代謝される．哺乳動物は，n-6系とn-3系多価不飽和脂肪酸を相互に変換する酵素をもたない．多価不飽和脂肪酸は，主にレシチンなどのリン脂質の2位に取り込まれ生体膜を構成するが，図3.8に示すように立体構造的には二重結合部で折れ曲がっており，リン脂質の立体構造に特徴を与え，生体膜の流動性や機能に影響する．なお，$\Delta 6$ および $\Delta 5$ 不飽和化酵素はカルボキシル基から6番目（～7番目）および5番目（～6番目）の炭素に二重結合を付加する酵素である．

酸（palmitoleic acid；16：1 n-9，融点は 0.5℃）もわずかに含んでいる．これらのモノ不飽和脂肪酸は，ヒトではステアリン酸およびパルミチン酸から合成できる．

3） **多価不飽和脂肪酸**（polyunsaturated fatty acids；PUFA）　多価不飽和脂肪酸は，主に n-3（ω3）系と n-6（ω6）系に分類できる（図 3.9）．n-6 系のリノール酸（図 3.8(1)）はほとんどの植物油に豊富に存在するが，パーム油，ヤシ油，ココアバターには例外的に少ない．n-3 系の α-リノレン酸（18：3 n-3）はアマニ油やシソ油に多く，大豆油や菜種油には数％含まれる．アラキドン酸（20：4 n-6）は牛や豚の肝臓に多く，魚肉，牛肉，豚肉などにも少量含まれる．エイコサペンタエン酸（EPA；20：5 n-3）やドコサヘキサエン酸（DHA；22：6 n-3）は海産魚に多い．

多価不飽和脂肪酸は，生体では主にリン脂質の 2 位に豊富に含まれる．DHA はとくに，網膜，脳，精巣などのリン脂質に多い．n-6 系と n-3 系多価不飽和脂肪酸は，いずれも生体に欠くことができないため，必須脂肪酸（essential fatty acids）とよばれている．

4） **脂肪酸の二重結合の位置**　不飽和脂肪酸の二重結合位置の表記法は国際的に定められている．カルボキシル基の炭素を 1 位とし，下図に示すように，

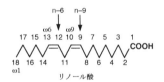
リノール酸

二重結合が 9 と 10 位の間，および 12 と 13 位の間にあるリノール酸は，9, 12-18：2 と示す．あるいは Δ をつけて，Δ9, 12-18：2 とする．

不飽和脂肪酸の鎖長延長や不飽和化反応は，既存の二重結合のカルボキシル基側で起こる（図 3.9 および 3.2.3.d 項）．すると，二重結合位置をメチル基側から数えた方が系列がわかりやすく便利である．n-3 や n-6 などの n-x 表記では，n はメチル基末端の炭素がカルボキシル基から数えて何番目にあるか，つまり脂肪酸の炭素鎖数を示し，-x（-はマイナスを意味する）は二重結合がメチル基末端から何番目の炭素にあるかを示す．たとえば，リノール酸を 18：2 n-6 と表記すると，炭素数が 18 で n-6 だから，メチル基にもっとも近い二重結合はカルボ

キシル基から数えて 18−6＝12 位にあることがわかる．また，不飽和脂肪酸では二重結合は通常 3 炭素ごとに存在するので，この表記法ならすべての二重結合を的確に把握できる．二重結合を ω3 や ω6 などと表記することもある．この場合はメチル基末端の炭素から ω1, ω2, …と数える．

5) **トランス脂肪酸**（trans fatty acids）　通常の不飽和脂肪酸の二重結合はシス型であるが，トランス型のものをトランス脂肪酸とよぶ（図 3.8(1)）．天然には牛乳，乳製品にわずかに存在するが，主に油脂の水素添加で生じる．マーガリンやショートニングなどの加工油脂に含まれるトランス脂肪酸は，大部分がリノール酸の水素添加で生じた 18：1 脂肪酸で，二重結合の位置が移動したいくつかの位置異性体がある．融点はシス型の場合よりも高く，立体構造は飽和脂肪酸に似ている．

b. トリアシルグリセロール（triacylglycerols）

　食品中の脂質の大部分は，グリセロールに 3 分子の脂肪酸がエステル結合しているトリアシルグリセロールである（図 3.8(2)）．トリグリセリド，中性脂肪，脂肪あるいは油脂ともよばれるが，結合している脂肪酸によって物性が異なり，室温で液状のものを油（oil），固体のものを脂（fat）と便宜的に区別する．食品には，脂肪酸が 1 あるいは 2 分子結合したモノアシルグリセロール（monoacylglycerols）やジアシルグリセロール（diacylglycerols）も少量存在する．中鎖脂肪酸のみで構成される中鎖トリアシルグリセロール（medium chain triacylglycerols；MCT）は治療用食品として用いられるが，天然には存在しない．日本人は平均的に 1 日 50〜60 g 程度のトリアシルグリセロールを摂取している．私たちの体内では摂取した脂質や糖質からトリアシルグリセロールが合成され，エネルギー貯蔵体として，主に脂肪組織に蓄えられている．

c. リン脂質（phospholipids）

　リン脂質は構造中に脂肪酸とリン酸を，また多くの場合，窒素化合物を含む．リン脂質には多くの種類があるが，生体内でもっとも多いのはホスファチジルコリン（レシチン）であり，ホスファチジルエタノールアミン（セファリン）がこれに次ぐ（図 3.8(3)）．これらは生体膜の構成成分として，親水性部分（コリンリン酸やエタノールアミンリン酸部分）を外側に，疎水性の脂肪酸部分を内側にして脂質二重層を形成する（1.2 節参照）．リン脂質の 1 位は飽和脂肪酸，2 位は多価不飽和脂肪酸であることが多い．また，レシチンのコリン部分は神経伝達

物質であるアセチルコリンの原料である．コリンは生体内で合成可能であるが，食事からも摂取する必要がある．私たちは1日に2～5gのリン脂質を摂取している．

d. ステロール（sterols）

動物のステロールはコレステロール（cholesterol）であり（図3.8(4)），リン脂質と同様に，親水性の水酸基を外側に，疎水性のステロイド骨格部分を内側にして生体膜を構成している．長鎖脂肪酸と結合したコレステロールエステル（cholesterol ester）は，細胞内でのコレステロール貯蔵体および血漿中での主要な輸送形態である．植物にはシトステロール，カンペステロールなどの植物ステロール（phytosterols），シイタケや酵母にはエルゴステロールが含まれる．日本人のコレステロールと植物ステロールの摂取量はほぼ同じであり，1日に約200～300 mgである．

3.2.2 脂質の消化・吸収

a. トリアシルグリセロール

脂質は主に十二指腸と空腸で消化・吸収される．トリアシルグリセロールは，リン脂質などとともに胃内で混合攪拌され乳化を受ける．一部は胃リパーゼ（gastric lipase）で加水分解され，主に遊離脂肪酸とジアシルグリセロールとなる．この加水分解は不完全だが，膵臓のはたらきの弱い新生児や膵臓疾患患者で

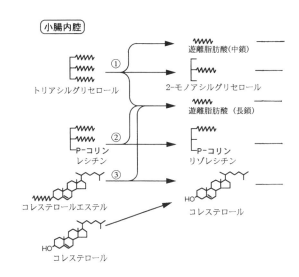

図3.10 脂質の主要な吸収経路
脂質の消化に関与する主な酵素はいずれも膵臓から分泌される．
① 膵液リパーゼ（pancreatic lipase；トリアシルグリセロールを加水分解する）
② ホスホリパーゼA₂（phospholipase A₂；リン脂質を加水分解する）
③ コレステロールエステル加水分解酵素（cholesterol ester hydrolase；cholesterol esteraseともよばれる．コレステロールエステルを加水分解する）

は重要である．十二指腸に運ばれると，胆汁として分泌されたリン脂質や胆汁酸塩（bile salts）によりさらに乳化を受け，膵液リパーゼで2-モノアシルグリセロールと遊離脂肪酸に加水分解される（図3.10①）．このとき，膵液中のコリパーゼ（colipase）がリパーゼの消化をたすける．生じた加水分解物は胆汁酸やリン脂質とともに混合ミセルを形成して水溶性になり，小腸上皮細胞表面でミセルから離れ，単分子として単純拡散により細胞内に取り込まれる．取り込まれた遊離脂肪酸と2-モノアシルグリセロールは，上皮細胞の小胞体ですみやかにトリアシルグリセロールへ再合成される．このようにして，摂取したトリアシルグリセロールのほとんどが体内に吸収される．

ミセル形成に用いられた胆汁酸は回腸まで運ばれて，その大部分が再吸収される．そして，門脈を経て肝臓に戻り，胆汁として再び分泌される．この胆汁酸の循環を腸肝循環（enterohepatic circulation）とよぶ（3.2.3.c項で詳述する）．

治療用食品として用いられる中鎖トリアシルグリセロールは，リパーゼで加水分解されやすく，また生じた中鎖脂肪酸はミセルに溶解せずにすみやかに小腸上皮細胞に取り込まれる．さらに，中鎖脂肪酸のまま血中に放出され，門脈を経由して肝臓に運ばれ，エネルギー源となる．脂質吸収不良の疾病や，手術後でエネルギー供給が必要とされる場合に利用されている．

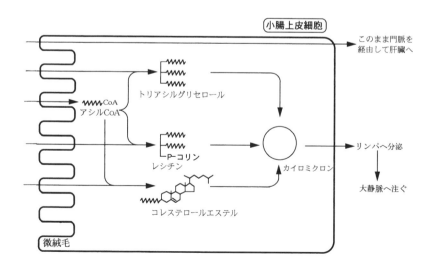

b. リン脂質

食物中のリン脂質は，胆汁のリン脂質とともに脂肪の消化時の乳化をたすける．また，膵液のホスホリパーゼ A_2 により2位の脂肪酸が遊離し，リゾリン脂質（レシチンからはリゾレシチン；lysolecithin）となる（図3.10②）．遊離脂肪酸とリゾリン脂質は，トリアシルグリセロールの場合と同様に，小腸上皮細胞へ取り込まれてリン脂質に再合成される．

c. コレステロール

食物中のコレステロールエステルは，膵液のコレステロールエステル加水分解酵素で遊離コレステロールと脂肪酸に加水分解される（図3.10③）．ほかの脂質と同様に，ミセル化されたのち，単分子として小腸上皮細胞へ取り込まれる．このコレステロールの80〜90％は，上皮細胞内でアシルCoAコレステロールアシル転移酵素によって再び長鎖脂肪酸エステルとなる．コレステロールの吸収率は50％前後である．なお，植物ステロールは10％以下しか吸収されない．

d. 脂溶性ビタミンの吸収と脂質の役割

脂溶性ビタミンA，D，E，Kは食物中では脂質に溶解しており，脂質と同様に小腸から吸収される．脂質はこれらの脂溶性ビタミンの担体となり，その吸収をたすけるという重要な役割を担っている．小腸内腔の脂質加水分解物はビタミンが胆汁酸ミセルに溶解するのをたすけて，ビタミンの吸収を促進する．食事脂肪の不足や，病気による脂肪吸収低下は脂溶性ビタミンの不足を引き起こす．

3.2.3 脂質の代謝とその調節

a. 脂質の運搬

リンパ液や血液中で脂質を運搬する粒子をリポタンパク質（lipoproteins），構成するタンパク質をアポタンパク質（apoproteins）とよぶ（図3.11）．小腸上皮細胞に取り込まれた種々の脂質はいくつかのアポタンパク質とともにカイロミクロン（chylomicron）とよばれる球状粒子を形成し，リンパ系へ放出され胸管を経て大静脈へ入る（図3.12）．カイロミクロンは食物の脂質を反映し，大部分がトリアシルグリセロールである．カイロミクロンが末梢の筋肉，心臓，脂肪組織へ運ばれると，毛細血管壁に存在するリポタンパク質リパーゼでそのトリアシルグリセロールが加水分解され，粒子径が小さなカイロミクロンレムナント（chylomicron remnant）となる（図3.12①）．血中に生じた遊離脂肪酸は各組織に取り込まれてエネルギーとして利用されるが，脂肪組織ではトリアシルグリ

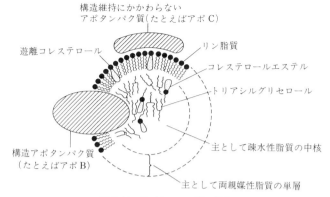

図 3.11 リポタンパク質の構造
リポタンパク質は疎水性のトリアシルグリセロールやコレステロールエステルを核とし，その周囲を両親媒性のリン脂質，遊離コレステロールやアポタンパク質がおおっている球状粒子である．リン脂質や遊離コレステロールは親水性部分を外側にし，疎水性の脂肪酸やステロイド骨格部分を内側にして表面をおおっている．アポタンパク質は，アポ B のようにリポタンパク質の構造維持に必須なものと，アポ C のようにほかのリポタンパク質間で比較的自由に移動できるものとにわけられる．(Harper's Biochemistry より)

セロールに再合成されて貯蔵脂肪となる．ののち，カイロミクロンレムナントはアポ E を認識するレムナント受容体を介して肝臓に取り込まれると考えられ，肝臓にトリアシルグリセロールとコレステロールエステルを供給する．

カイロミクロンよりも粒子径が小さい極低密度リポタンパク質（very low density lipoprotein；VLDL）は肝臓でトリアシルグリセロールやコレステロールエステルを用いて合成されるが，この VLDL も血中に分泌されて，末梢組織に脂肪酸を供給する．VLDL は，脂肪酸を供給すると中間密度リポタンパク質（intermediate density lipoprotein；IDL または VLDL レムナント）となり，さらに肝臓の血管壁に存在する肝性リパーゼでトリアシルグリセロールを失い低密度リポタンパク質（low density lipoprotein；LDL）へと代謝される（図 3.12 ②）．LDL はコレステロールエステルを豊富に含み，アポ B や E を認識する LDL 受容体を介して末梢組織へコレステロールの供給を行い，また，肝臓にも取り込まれる．なお，IDL の一部も LDL 受容体を介して組織へ取り込まれる．

もっとも小さな脂質の運搬体は高密度リポタンパク質（high density lipoprotein；HDL）である．HDL は末梢組織からコレステロールを受けとる．このコレステロールは，血液中のレシチンコレステロールアシル転移酵素の作用で

図3.12 リポタンパク質の代謝

アポタンパク質は，脂質利用のための酵素の活性化や肝臓や末梢組織への取り込みに際しての受容体との結合に関与する．末梢組織の血管壁に存在するリポタンパク質リパーゼ（LPL）はアポC-Ⅱで活性化され，トリアシルグリセロールを加水分解する．肝性リパーゼは肝臓の血管壁に存在し，LPL同様にトリアシルグリセロールを加水分解するが，アポC-Ⅱは必要としない．レシチンコレステロールアシル転移酵素（LCAT）は，HDLが引き抜いたコレステロールをコレステロールエステルに転換する．HDLに存在するアポA-ⅠはLCATの活性化に必要である．また，HDLはカイロミクロンやVLDLへアポC，Eを供給し，これらリポタンパク質の代謝をたすけ，IDLやカイロミクロンレムナントからアポA，C，Eを受けとる．

〔リポタンパク質代謝に関与する主な酵素〕
① リポタンパク質リパーゼ（lipoprotein lipase；LPL；カイロミクロンやVLDLのトリアシルグリセロールを加水分解する）
② 肝性リパーゼ（hepatic triacylglycerol lipase；HTGL；IDLのトリアシルグリセロールを加水分解する）
③ レシチンコレステロールアシル転移酵素（lecithin:cholesterol acyltransferase；LCAT；HDLが肝外組織より引き抜いたコレステロールにレシチンの2位の脂肪酸を転移し，コレステロールエステルに転換する）

レシチンの2位の脂肪酸を受けとりコレステロールエステルとなり，肝臓へ運ばれる（図3.12③）．これをコレステロールの逆転送とよぶ．HDLのコレステロールエステルの一部は，コレステロールエステル転送タンパク質（cholesteryl ester transfer protein；CETP）でVLDL，IDL，LDLへ転送され，代謝される．HDLはもう一つ重要な役割をもっており，カイロミクロンやVLDLへ自身のアポタンパク質のEやCを供給する．

このように，脂質はリポタンパク質によって各組織に運ばれる．アポタンパク質は，リポタンパク質が各組織の細胞で受容体に認識される場合の認識対象であり，さらに，リポタンパク質リパーゼやレシチンコレステロールアシル転移酵素を活性化する役割を担っている．

b. 脂肪酸の代謝

1) 脂肪酸の酸化 脂肪酸の機能の一つはエネルギーの生産である．肝臓，筋肉や心臓などに取り込まれた遊離脂肪酸はアシルCoAに活性化される（図3.13）．さらにカルニチンアシル転移酵素でアシルカルニチンとなると，ミトコンドリアに取り込まれる（図3.13Ⓐ）．ミトコンドリア内で再びアシルCoAとなり，2炭素単位で切り離され，アセチルCoAに転換される．これをβ酸化（β-oxidation）とよぶ．アセチルCoAはTCA回路の基質となる．たとえば，炭素数16のパルミチン酸からは合計で131分子のATPが生産される．しかし，

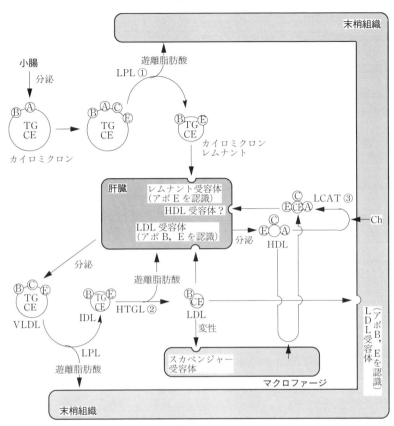

TG：トリアシルグリセロール，Ch：遊離コレステロール，CE：コレステロールエステル
ⒶⒷⒸⒺ：リポタンパク質に結合している主要なアポタンパク質を示す．これらのアポタンパク質はアポ A-Ⅰ，A-Ⅱ，A-ⅣやC-Ⅰ，C-Ⅱ，C-Ⅲなどにさらに細かく分類される．

図 3.12

アシル CoA になる際に 2 分子の ATP を消費するので，正味の ATP 生産数は 129 分子である．炭素数 20 と 22 の長鎖脂肪酸はミトコンドリアでは酸化されにくく，ペルオキシソームで炭素数が 8 まで β 酸化され，ミトコンドリアへ移動してさらなる β 酸化を受ける．不飽和脂肪酸アシル CoA は二重結合の位置まで β 酸化されると，イソメラーゼという酵素で二重結合の転換と立体構造の変換を受けたのち，さらに β 酸化される．

2) 脂肪酸生合成 脂肪酸は主に糖質の代謝産物から生合成され，合成の場

は細胞質である．解糖系で生じたピルビン酸は，ミトコンドリアに取り込まれるとアセチル CoA となる．このアセチル CoA が TCA 回路でクエン酸に転換されて細胞質に放出され，再びアセチル CoA となる（図 3.13 Ⓑ）．細胞質で，アセチル CoA はアセチル CoA カルボキシラーゼによってマロニル CoA（malonyl-CoA）となるが，これが脂肪酸生合成の開始反応で，律速である．ついで，脂肪酸合成酵素のアシルキャリアータンパク質（acyl carrier protein；ACP）がマロニル CoA とアセチル CoA を結合して CoA を遊離させ，マロニル ACP とアセチル ACP をつくる．このアセチル ACP にマロニル ACP の 2 炭素をくり返し結合することでパルミチン酸が合成される．パルミチン酸はミクロソームでアシル CoA となり，さらに長鎖化を受けてステアリン酸となる．ステアリン酸は $\Delta 9$ 不飽和化酵素でオレイン酸に変換される．

3）**トリアシルグリセロールおよびリン脂質の生合成**　　食事で糖質が十分に供給されている場合，食物の脂肪酸や生合成された脂肪酸は，解糖系の中間産物のグリセロール 3-リン酸へエステル化され，トリアシルグリセロールが合成される．また，この経路の中間産物の 1,2-ジアシルグリセロールからリン脂質が

図 3.13　脂肪酸の生合成と β 酸化，およびケトン体産生
Ⓐ：細胞質のアシル CoA は β 酸化の場であるミトコンドリアへ入れない．そこで，カルニチンアシル転移酵素がアシル基をカルニチンと結合させてミトコンドリアに移す．入った後は再びアシル CoA に転換され β 酸化を受ける．
Ⓑ：脂肪酸の生合成の場は細胞質である．解糖系で生成したピルビン酸はミトコンドリアでアセチル CoA に変換されるが，このアセチル CoA は細胞質に出ることができない．そこで，オキザロ酢酸と縮合してクエン酸となり細胞質へ移る．細胞質で再びアセチル CoA とオキザロ酢酸となり，アセチル CoA が脂肪酸生合成に用いられる．なお，クエン酸はアセチル CoA カルボキシラーゼを活性化する．
Ⓒ：脂肪酸の生合成には多量の NADPH が必要である．NADPH はペントースリン酸回路とリンゴ酸酵素により供給される．
Ⓓ：HMG-CoA はコレステロール生合成の中間体でもあるが，合成の場が異なり，コレステロール生合成に用いられることはない（図 3.14 参照）．
〔脂肪酸代謝に関与する主な酵素〕
①：アセチル CoA カルボキシラーゼ（acetyl-CoA carboxylase；アセチル CoA をマロニル CoA に転換する脂肪酸生合成の律速酵素）
②：脂肪酸合成酵素（fatty acid synthase；アセチル CoA とマロニル CoA を用いてパルミチン酸を合成する複合酵素）
③：カルニチンアシル転移酵素（carnitine acyl transferase；Ⅰ とⅡがあり，Ⅰはミトコンドリア外膜にあり，アシル CoA をアシルカルニチンに転換してミトコンドリア膜を通過させる．Ⅱは内膜にあり，アシルカルニチンをアシル CoA に転換する．）
④：リンゴ酸酵素（malic enzyme；リンゴ酸をピルビン酸に転換し，NADPH を生成する）

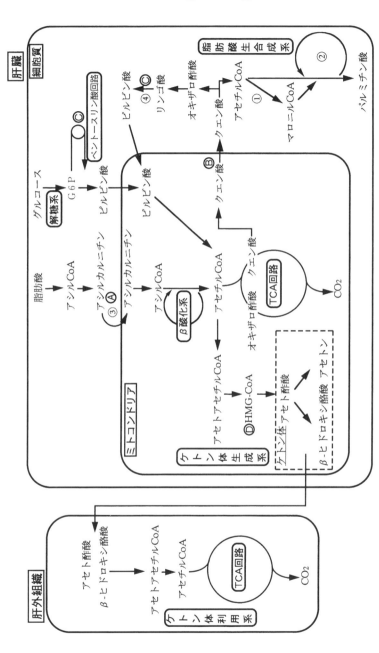

図 3.13　G6P：グルコース 6-リン酸，HMG-CoA：3-ヒドロキシ-3-メチルグルタリル CoA (3-hydroxy-3-methylglutaryl CoA)

合成される.

4) 脂肪酸代謝の調節　私たちが食事をとると,体はまず食物中の糖質を燃焼し必要なエネルギーを得るが,余った糖質は脂肪酸に転換し貯蔵脂肪として蓄える.一方,食間などの空腹時あるいは絶食して糖質のほとんど(グリコーゲンなど)を消費した際には,貯蔵脂肪を分解して脂肪酸からエネルギーを生産する.これらの調節は,表3.4にまとめたように,血糖値といくつかのホルモンによって行われる.

摂食後の血糖値の上昇にともなって,血中のインスリン濃度が上がり,グルカゴン濃度が下がる.その結果,各組織ではグルコースがエネルギー源として使われる.また,インスリンはアセチル CoA カルボキシラーゼや脂肪酸合成酵素を活性化し,解糖系で生じた余剰のアセチル CoA を脂肪酸の生合成にまわす.細胞質中のクエン酸濃度の上昇もアセチル CoA カルボキシラーゼ活性を刺激する(図 3.13 Ⓑ).一方,脂肪酸の生合成で生成したマロニル CoA は,カルニチンアシル転移酵素を阻害し(図 3.13 Ⓐ),脂肪酸のミトコンドリアへの流入を減少させ β 酸化を抑制する.肝臓で合成された脂肪酸や食物から肝臓に運搬された脂肪酸は,VLDL を形成して血中に放出される.インスリンは脂肪組織毛細血管壁のリポタンパク質リパーゼを活性化するので,カイロミクロンや VLDL のトリアシルグリセロールの脂肪酸は脂肪組織に取り込まれて貯蔵される.さらにインスリンは,脂肪組織のトリアシルグリセロールを分解して遊離脂肪酸を血中へ放出するホルモン感受性リパーゼ(hormone-sensitive lipase)を不活性化する.このように,血中の遊離脂肪酸濃度を下げることで,各組織の β 酸化を抑えて糖質の利用を優先させる.結果として,脂肪組織に脂質が蓄えられることに

表3.4　摂食および空腹時の脂質代謝の変化

		摂食直後	空腹時
血液	血糖値	↑	↓
	インスリン濃度	↑	↓
	グルカゴン,アドレナリン濃度	↓	↑
	遊離脂肪酸濃度	↓	↑
肝臓	脂肪酸生合成系	↑	↓
	β 酸化系	↓	↑
	ケトン体産生系	↓	↑
脂肪組織	ホルモン感受性リパーゼ活性と脂肪の動員	↓	↑
	リポタンパク質リパーゼ活性と脂肪の貯蔵	↑	↓

なる．

　一方，食間時などに血糖値が低くなると，血中のインスリン濃度が下がり，グルカゴンが増加する．この変化によって，脂肪組織のホルモン感受性リパーゼが活性化され，遊離脂肪酸とグリセロールが血中に放出される．これを脂肪の動員という．遊離脂肪酸は血中のアルブミンに結合して，肝臓，筋肉，心臓などに運ばれ，β酸化されてエネルギーとして利用される．グリセロールは主に肝臓でグリセロール 3-リン酸へ転換され，糖新生でグルコースに合成されて血糖の維持に利用される．また，アセチル CoA カルボキシラーゼは不活性化されて脂肪酸生合成は低下する．

　ところで，血糖は脳の栄養に不可欠で，欠食による極端な血糖の低下は好ましくない．グリコーゲンの貯蔵があれば，分解して血糖を供給するのだが，早朝空腹時にはグリコーゲンも枯渇していることがある．そのような場合には，体タンパク質を分解して，そのアミノ酸から糖新生で血糖を供給する．糖質を極端に制限した食生活でも同様の現象が起こるため，朝食の欠食や糖質制限のダイエットでは，体脂肪はあまり減少せず，体タンパク質が減少することになる．

5) ケトン体の役割　　長期間，食事からのエネルギー供給がとだえると，脂肪組織から多量の脂肪が動員される．肝臓が多量の脂肪酸を酸化するときには，ミトコンドリアで生成するすべてのアセチル CoA を TCA 回路で処理することができず，アセト酢酸や β-ヒドロキシ酪酸が合成される（図 3.13）．アセト酢酸は脱炭酸されてアセトンにもなり，これら 3 者をケトン体とよぶ．ケトン体は，肝臓で利用する酵素がなく血中に放出され，肝外組織でアセチル CoA に変換されてエネルギー源として利用される．ケトン体は肝外組織へエネルギーを供給する正常な手段である．脳は遊離脂肪酸を利用できないため，通常は血糖をエネルギー源とするが，絶食期間が長く続くとケトン体を利用する．

　糖尿病ではケトン体が異常に合成されることがある．脳と肝臓以外のほとんどの組織では，血糖の取り込みは血中インスリン濃度に依存している．糖尿病にはインスリン依存型と非依存型があるが（前節参照），いずれの型でも組織はグルコースを取り込めず，エネルギー不足となる．そこで，脂肪組織から多量の脂肪の動員が行われ，肝臓でケトン体が生産される．その結果，血中のケトン体量が異常に上昇し（ケトン血症），尿にも排泄される（ケトン尿症）．この状態をケトーシス（ketosis）とよび，インスリン依存型でとくに著しい．重症の場合は脱

水症状を起こして死に至ることがある．

c. コレステロールの代謝

1) コレステロールの役割　遊離コレステロールは哺乳動物の生体膜の構成成分として，膜の安定化や膜機能の維持に関与している．また，脂質を吸収するときに必要な胆汁酸，副腎皮質ホルモンや性ホルモンなどのステロイドホルモン，さらにビタミン D_3 の前駆物質でもある．このように，コレステロールは生体に不可欠の成分であるが，私たちの体内で合成でき，必ずしも食事からとる必要はない．

2) コレステロールの生合成　食事コレステロールは，カイロミクロンレムナントとして主に肝臓に取り込まれる（図 3.14）．食事からコレステロールが十分供給されないときは，主に肝臓で合成される．コレステロールの生合成は細胞質のアセチル CoA を出発物質として，小胞体と細胞質の多種類の酵素で行われるが，初期段階の 3-ヒドロキシ-3-メチルグルタリル CoA（HMG-CoA）をメバロン酸へ転換する，小胞体の HMG-CoA 還元酵素の反応が律速である（図 3.14①）．この酵素の活性は，食事コレステロールの流入などで細胞内のコレステロール濃度が上昇すると抑制される．一方，過剰のコレステロールはコレステロールエステルとして細胞内に貯蔵され，必要に応じて利用される．

3) 胆汁酸およびステロイドホルモンへの転換　遊離コレステロールは肝臓で胆汁酸へ転換され，胆汁として消化管へ分泌される（図 3.14②）．脂質吸収に用いられ，大部分は腸肝循環で再利用され，一部は糞へ排泄される．胆汁酸の合成は複雑な段階を経るが，第 1 段階のコレステロールから 7α-水酸化コレステロールを生成する，小胞体のコレステロール 7α-水酸化酵素の反応が律速である．コレステロールは胆汁に含まれ，胆汁酸とともに一部は糞へ排泄される．また，副腎，精巣，卵巣でのステロイドホルモン合成にも用いられるが，量的には少ない．

4) 肝外組織へのコレステロールの供給　肝外組織でもコレステロールの生合成は可能であるが，通常は LDL からの供給でまかなう（3.2.3.a 項参照）．肝外組織の細胞は，細胞内のコレステロールが十分なときは LDL 受容体を減らしてコレステロールの取り込みを抑え，過剰分はコレステロールエステルとして貯蔵する．

5) 血漿コレステロールと動脈硬化症　ヒトでは，血漿コレステロールの多

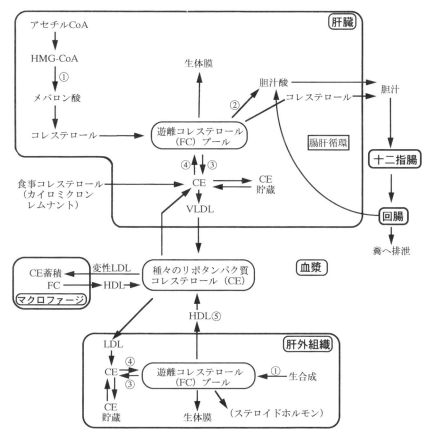

CE:コレステロールエステル,FC:遊離コレステロール,HMG-CoA:3-ヒドロキシ-3-メチルグルタリル CoA

図 3.14　コレステロールの代謝

血漿中の種々のリポタンパク質の動きは図 3.12 を参照.

〔コレステロール代謝に関与する主な酵素〕

① : HMG-CoA 還元酵素(HMG-CoA reductase;コレステロール生合成の律速酵素)
② : コレステロール 7α-水酸化酵素(cholesterol 7α-hydroxylase;胆汁酸生合成の律速酵素)
③ : アシル CoA コレステロールアシル転移酵素(acyl-CoA cholesterol acyltransferase;ACAT;コレステロールエステルを合成する)
④ : コレステロールエステル加水分解酵素(図 3.10 参照)
⑤ : レシチンコレステロールアシル転移酵素(図 3.12 参照)

くが LDL に存在しており，LDL コレステロール濃度が高いと動脈硬化症の危険性が増すことが知られている．LDL は血管内皮で脂質の過酸化（5.3 節参照）などによって変性を受ける．変性した LDL は，マクロファージがスカベンジャー受容体で認識してマクロファージ内に取り込む（スカベンジャー経路という；図 3.12, 3.14）．スカベンジャー受容体は LDL 受容体と異なり，コレステロールが過剰になっても減少せずにコレステロールを取り込むので，マクロファージ内にコレステロールエステルが蓄積する．さらに，このマクロファージは動脈壁で泡沫化して（5.3.5.d 項参照），その結果，動脈硬化症では動脈壁にコレステロールエステルが沈着すると考えられている．LDL コレステロール濃度が高いほどこの危険性が増し，HDL コレステロール濃度が高いほどコレステロールの逆転送系が活発で，コレステロールはマクロファージや動脈に沈着しにくい．そこで，LDL コレステロールを悪玉コレステロール，HDL コレステロールを善玉コレステロールとよぶことがある．LDL コレステロール濃度が $140\ mg/dl$ 以上で，HDL コレステロール濃度が $40\ mg/dl$ 以下であると，動脈硬化症が発症しやすいといわれる．なお，血漿コレステロール濃度が低すぎると血管が脆弱化し，脳出血がふえる．

　6）**食事脂肪とコレステロール**　　一般に，脂肪の摂取量が多いと血漿コレステロール濃度は上昇する．また，飽和脂肪酸のラウリン酸，ミリスチン酸，パルミチン酸を多量摂取すると血漿コレステロール濃度が上昇し，リノール酸では低下する．オレイン酸も，リノール酸ほど強くはないが，飽和脂肪酸に比べれば血漿コレステロール濃度を低下させる．EPA や DHA を含む魚油の摂取は LDL コレステロール濃度をわずかに下げる．これらの機構は十分に解明されていないが，動脈硬化症を予防するためには飽和脂肪酸の摂取量を減らし，リノール酸などの多価不飽和脂肪酸をふやすことが好ましいと考えられている．なお，パルミチン酸の血漿コレステロール濃度上昇作用は，血漿コレステロール濃度の高い人でしか起こらないことが最近知られるようになった．

　また，トランス脂肪酸の多量摂取は血漿 LDL コレステロール濃度を上昇させる可能性があり，摂取量が多い欧米（米国の摂取量は $10\ g/$日前後）では問題視されている．日本人のトランス脂肪酸の平均摂取量は $2\ g/$日以下と少なく，現状では問題はない．

　7）**食事コレステロール**　　食事コレステロールが増加すると肝臓のコレステ

ロール生合成は抑制され,コレステロールが過剰にならないように調節されている.したがって,健常者は食事のコレステロール量を気にしなくてよい.しかし,中には食事コレステロールがふえると,敏感に血漿コレステロール濃度が上昇する人がいる.このような人は,コレステロールの摂取量を制限する必要がある.

d. 脂肪酸の機能

1) 脂肪酸の長鎖不飽和化と生体膜 脂肪酸の重要な役割の一つは,リン脂質の成分として生体膜を構成することである.生体膜はさまざまな多価不飽和脂肪酸を必要とするので,脂肪酸の長鎖化,不飽和化が行われる.先に述べたように,ヒトなど哺乳動物ではオレイン酸は生合成可能であり,またエイコサトリエン酸 (20:3 n-9) まで長鎖不飽和化できる.しかし,オレイン酸の$\it{\Delta}$12 (n-6位) や$\it{\Delta}$15 (n-3位) を不飽和化することができず,リノール酸やα-リノレン酸には変換できない.そこで,食物として摂取したリノール酸やα-リノレン酸などの多価不飽和脂肪酸を用いる.n-6系のリノール酸は主に肝臓で長鎖不飽和化を受け,二重結合と炭素数がふえ,γ-リノレン酸,ジホモγ-リノレン酸,アラキドン酸へと順次生合成される (図 3.9).n-3系のα-リノレン酸も同じ酵素で EPA となり,さらに DHA へと生合成される.この n-6系と n-3系の間の相互変換はできない.また,これらの律速段階は$\it{\Delta}$6不飽和化酵素 ($\it{\Delta}$6 desaturase) である.オレイン酸の$\it{\Delta}$6不飽和化はリノール酸によって阻害される.逆に,リノール酸が欠乏すると,$\it{\Delta}$6不飽和化が進行し,オレイン酸の産物のエイコサトリエン酸が蓄積する.

このようにして合成された多価不飽和脂肪酸がリン脂質の2位へ取り込まれて生体膜を構成するので,生体膜リン脂質の脂肪酸組成は食事の脂肪酸組成をある程度反映する.リン脂質の脂肪酸組成は,生体膜の流動性,膜機能 (1.2.1項参照),および生体膜で機能する多くの酵素の活性に大きく影響する.たとえば DHA は,神経,脳,網膜の生体膜リン脂質中に多く存在し,神経や視覚の機能に関与すると考えられている.

2) エイコサノイドの産生 脂肪酸のもう一つの重要な役割は,エイコサノイドという局所ケミカルメディエーター (1.2.2項参照) の合成材料になることである (エイコサノイド産生系は 5.2.1項参照).

ヒトの生体膜リン脂質中には,炭素数 20 の多価不飽和脂肪酸のうちアラキド

ン酸が量的にもっとも多い．したがって，アラキドン酸から合成されるエイコサノイドが主要な役割をもつ．エイコサノイドは多くの生体反応に必須であり，どのような種類のエイコサノイドがつくられるかは，その産生の場によって決まっている．たとえば，血小板ではトロンボキサン（TX）A_2が産生され血小板の凝集や血管収縮のシグナルになる．動脈壁ではプロスタグランジン（PG）I_2（プロスタサイクリン）が合成され，TXA_2とは逆に血小板凝集抑制や血管拡張を促す．これらは互いにバランスを保ち，血管が損傷を受けると，その修復，血液凝固，止血などに重要な役割を演じる．

3) **多価不飽和脂肪酸の生理機能** 日本人や欧米人は，リノール酸を最低必要量よりもかなり多く摂取している．リノール酸の過剰摂取はリン脂質中のアラキドン酸含量を増加させ，一部のエイコサノイドの産生過剰が懸念される．たとえば，血小板でのTXA_2の産生過剰は血管内での血小板凝集や血管収縮を引き起こし，動脈硬化症と関連する血栓症や心筋梗塞などの引き金となる可能性がある．n-3系多価不飽和脂肪酸，とくにEPAとDHAは，リノール酸の$\Delta 6$-不飽和化を拮抗的に阻害してアラキドン酸の生成を抑える．また，EPAやDHAはアラキドン酸と競合してリン脂質に取り込まれる．結果として，TXA_2の基質となる血小板リン脂質中のアラキドン酸含量が減少する．さらに，EPAはアラキドン酸のPGやTXへの転換を触媒するシクロオキシゲナーゼ活性を抑える．このようにして，n-3系多価不飽和脂肪酸は血小板でのTXA_2の産生を抑制する（この効果は，臓器・組織によって違いがみられ，大動脈でのPGI_2産生にはあまり影響を与えない）．

また，EPAから生成するTXA_3はTXA_2とは異なり血小板凝集や血管収縮作用が弱く，PGI_3にはPGI_2と同等の血小板凝集抑制・血管拡張作用がある（表5.1参照）．したがって，n-3系多価不飽和脂肪酸の摂取は，血小板凝集を抑制し，血栓性疾患や動脈硬化症を防ぐと考えられる．一方で，n-3系多価不飽和脂肪酸であるEPAやDHAを極端に多く摂取すると，血小板凝集が起こりにくくなり，脳出血などが増加する可能性があるが，日本人が摂取するレベルでは脳出血の増加は認められない．日本人では欧米人に比較し，n-6系に対してn-3系多価不飽和脂肪酸，とくにEPAやDHA摂取量が多く，このことが心筋梗塞などの動脈硬化性心疾患死亡率が低い要因の一つとされている．

白血球がアラキドン酸から産生して放出する4系列ロイコトリエン（LT）は，

免疫機能に重要な役割をもつが，過剰産生されると過剰な炎症やアレルギー症状を引き起こすメディエーターである（表5.1参照）．n-3系多価不飽和脂肪酸はこのLT産生を抑制する．したがって，n-3系多価不飽和脂肪酸の摂取は，炎症やアレルギーを軽減すると考えられる．しかし，過剰な摂取は正常な免疫機能を抑制する可能性がある．このほか，EPAやDHAには血中中性脂肪低下作用が知られる．

4) 必須脂肪酸の欠乏と必要量　　上述のように，n-3系およびn-6系多価不飽和脂肪酸は生体に欠くことができない重要な生理機能をもち，しかもその母分子のリノール酸やα-リノレン酸は生合成できないことから，必須脂肪酸とよばれる．必須脂肪酸が欠乏すると，成長阻害，生殖能力の欠如，皮膚の水透過性の亢進などの広範な症状がみられる．一方，リノール酸には，皮膚からの漏水を防ぐスフィンゴ脂質の成分になるという特別な役割もある．リノール酸の必要量は総摂取エネルギーの1〜2％（2〜5g/日），α-リノレン酸は0.4％（1g/日）程度であるが，現在の日本人ではいずれも欠乏することはほとんどない．

5) 脂質の摂取量と摂取基準　　日本人男女での脂質摂取量は，平成24年国民健康・栄養調査によると，20歳以上の平均で，エネルギー比率では26％エネルギー（女性では25％エネルギー）であり，量的には約59g/日（50g/日）である．脂肪酸としての摂取量は，飽和脂肪酸15g/日（14g/日），モノ不飽和脂肪酸20g/日（17g/日），n-6系多価不飽和脂肪酸10g/日（9g/日），n-3系多価不飽和脂肪酸2.4g/日（2.0g/日）である．

日本人の食事摂取基準（2015年版）では，生活習慣病の予防のために現在の日本人が当面の目標とすべき摂取量として，「目標量」が脂質摂取量と飽和脂肪酸摂取量に設定された．1歳以上での脂肪エネルギー比率の目標量は20〜30％エネルギー，飽和脂肪酸の目標量は18歳以上で7％エネルギー以下と設定された．この7％という数字は，国民健康・栄養調査における日本人の飽和脂肪酸摂取量の中央値に近い数値である．また，n-6系およびn-3系多価不飽和脂肪酸に関して「目安量」が設定された．目安量は一定の栄養状態を維持するのに十分な量であり，この量以上を摂取していれば不足のリスクはほとんどない．現在の日本人ではこれら多価不飽和脂肪酸は欠乏していないことから，日本人のn-6系およびn-3系多価不飽和脂肪酸摂取量の中央値が目安量として設定された．ヒトの健康に大きな影響を及ぼす多価不飽和脂肪酸の摂取に関して，目標量が設定

されていない理由は，十分な情報が得られていないことにほかならない．設定されていないからといって，大量に摂取してもよいということではない．

3.3 タンパク質

第二次世界大戦後，日本人の体位と平均寿命は，ほかの先進国諸国では例をみないほど著しい向上をとげた．日本人の栄養状態の改善が大きく寄与していることはいうまでもないが，いくつかの要因の中でも，動物性タンパク質を多く食べるようになりタンパク質栄養の質が向上したことが大きい．

食事タンパク質の第1の機能は，私たちの体タンパク質の素材であるアミノ酸を供給することである．アミノ酸は，ほかの栄養素と大きく異なり，私たちの体内に貯蔵できない．糖質はグリコーゲンとして，脂質はトリアシルグリセロールとして蓄えられるが，アミノ酸にはこのような貯蔵形態がない．摂取したアミノ酸のうち，体タンパク質の合成に用いられなかったアミノ酸は積極的に分解される．したがって，どのような種類のタンパク質（protein）をどれだけ摂取するかというタンパク質栄養は，常に生体のタンパク質合成と関連させて考える必要がある．

3.3.1 タンパク質の構造と機能

生物の形や行動パターンは遺伝子（gene）ですべて規定されているといえる．しかし，遺伝子の本体はDNAであり，それ自体が機能するわけではなく，DNA上に蓄えられているデータがタンパク質に翻訳されて，はじめてその機能をはたす．つまり，遺伝子発現とはタンパク質生産のことである（図3.15）．ヒトゲノムプロジェクトにより，ヒトはおよそ3万～4万個の遺伝子をもつことが明らかとなった．これは，私たちの体内におよそ3万～4万種のタンパク質が存在することを意味し，それぞれが固有の構造をもって固有の機能を発揮していることを意味している．タンパク質は，私たちの体を形づくる骨格筋をつくり，肝

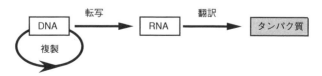

図3.15 遺伝情報の流れに関するセントラルドグマ
遺伝情報はタンパク質に翻訳されてはじめてその役割をはたす．

臓をはじめとする種々の臓器の基本構造をつくる．生命活動はすべて，酵素とよばれる一群のタンパク質が触媒する化学反応によって支えられている．細胞間の情報を伝達するホルモンやサイトカインの多くもタンパク質であり，生体異物から身を守る抗体もタンパク質である．さらに，遺伝子の発現を調節する転写制御因子さえもタンパク質である．このように，タンパク質は生体内の機能分子そのものである．

a. タンパク質の構造

1) アミノ酸とタンパク質　生体内に存在する膨大な数のタンパク質は，わずか20種類のアミノ酸で構成されている．図3.16がアミノ酸の基本構造だが，アミノ酸はα-炭素にアミノ基（-NH$_2$）とカルボキシル基（-COOH）が結合した両性電解質で，側鎖（-R）の構造の違いが個々の性質を決定している．側鎖の化学的性質から塩基性，中性，酸性アミノ酸に，あるいはその構造や含有元素，官能基で，分岐鎖アミノ酸，含硫アミノ酸，ヒドロキシアミノ酸などと分類できる．栄養学的には，体内で合成できる非必須（可欠）アミノ酸と，合成できないかあるいは合成できても必要量を満たすことができず，食事からとる必要のある必須（不可欠）アミノ酸に大別する．食事から摂取したこれらのアミノ酸の大部分は，体内ではタンパク質の合成素材として利用され，一部は神経伝達物質や生体に必須の窒素化合物の合成材料となる（表3.5）．

タンパク質はアミノ酸のα-アミノ基と別のアミノ酸のα-カルボキシル基が次々とペプチド結合（-CO-NH-）して直鎖状につながった高分子化合物である．どのアミノ酸がどの順番にくるかでタンパク質の構造と機能が決まるが，遺伝子には，アミノ酸のこの配列順序が塩基の配列順序として暗号化されている．このように，アミノ酸がペプチド結合で重合した化合物をペプチド（peptide）とよぶ（図3.16）．また，ペプチドを構成するアミノ酸をアミノ酸残基（amino acid residue）とよぶ．タンパク質の大きさを分子量とともに残基数で表すこと

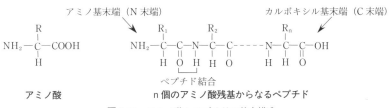

図3.16　アミノ酸とペプチドの基本構造

表3.5 体タンパク質の素材として以外のアミノ酸の役割

アスパラギン酸	ピリミジンの前駆体
システイン	タウリンの前駆体，還元剤
グルタミン酸	γ-アミノ酪酸（GABA；神経伝達物質）の前駆体，アミノ基の給源
グルタミン	アミノ基の給源，窒素の担体
グリシン	プリンの前駆体，神経伝達物質
ヒスチジン	ヒスタミンの前駆体
メチオニン	メチル基供与体
フェニルアラニンとチロシン	カテコールアミン，DOPA，メラニン，メラトニンの前駆体
セリン	コリン，エタノールアミンの前駆体
トリプトファン	セロトニン，ニコチン酸の前駆体

が多く，アミノ酸の数が2個以上10個までのものをオリゴペプチド，10個以上数十個までのものをポリペプチド，それ以上のものをタンパク質とよぶこともあるが，厳密な区別ではない．一般にアミノ酸51残基からなるインスリンが最小のタンパク質とされている．

2) タンパク質の立体構造 タンパク質が多様な機能を発揮できるのは，そのアミノ酸の多様な組み合わせに加えて，ペプチド鎖が折れ曲がって，複雑な立体構造を形成することができるからである．つまり，立体構造を形成することで，配列上では遠く離れているアミノ酸残基の官能基が空間的に接近しあい，特殊な領域（ドメイン；domain）をつくる．タンパク質はこの領域で多様な機能をはたす．アミノ酸残基のそれぞれの側鎖は，静電的あるいは疎水的性質から生じる静電結合，疎水結合，さらに二つのシステインが形成するジスルフィド(-S-S-)結合などをする．立体構造はこれらの残基間の相互作用と，ペプチド鎖の水素原子と酸素原子の間に生じる水素結合などで安定化されている．したがって，アミノ酸配列がタンパク質の立体構造を決定する．このアミノ酸配列にジスルフィド結合の位置を併記したものを，タンパク質の一次構造（primary structure）という．側鎖間の相互作用で局所的に形成するコイルのような形をα-ヘリックス，波板のような形をβ-構造とよぶが，これらが二次（secondary）構造である．二次構造はさらに折り畳まれて三次（tertiary）構造を形成する．またタンパク質によっては，同種のペプチド鎖がいくつか集まって，あるいは異種のペプチド鎖と会合して機能することが多いが，これを四次（quaternary）構造という．四次構造を形成するペプチド鎖をサブユニット（subunit）

とよぶ．一つのサブユニットからなるタンパク質を単量体（monomer），二つ以上のものを二量体（dimer），三量体（trimer），四量体（tetramer）とよび，二量体以上をオリゴマー（oligomer）と総称する．このほか，関連する機能をもつタンパク質が会合して複合体（complex）を形成することがあるが，複合体形成は電子伝達系にみられるような機能の集約化や，情報伝達のクロストーク（1章参照）には必須である．

ところで，二次構造以上のタンパク質の構造を高次構造というが，高次構造を形成する力は弱く，酸，アルカリ，熱などで容易にこわれ，機能を失う．これをタンパク質の変性という．

b. タンパク質の機能と分類

タンパク質はそれぞれ固有の機能をもっているが，一つのタンパク質が複数のまったく異なる役割を担っていることも多い．したがって，生体のタンパク質を明確に分類するのは困難である．ここでは，便宜的にタンパク質の機能を，触媒，情報伝達，運搬，エネルギー変換，構造構築機能に分類して述べる．

1) 触媒機能 生体内の化学反応の多くは酵素（enzyme）が触媒している．酵素は，立体構造で形成した領域に活性中心（active center）をもち，活性中心に存在するアミノ酸の側鎖の化学的性質を利用して，触媒する物質（基質；substrate）と反応様式を決定している．生体の物質代謝やエネルギー代謝は多くの酵素による連続した酵素反応だが，これらの代謝系には反応を触媒すると同時にその速度を調節する律速酵素が存在する．一般に，代謝速度の調節は代謝の開始点や分岐点に存在する酵素が担っている．律速酵素には，基質や生成物で促進あるいは抑制（正あるいは負のフィードバック機構）されるものと，細胞外からの情報伝達でリン酸化などの修飾を受けて活性化または不活性化（質的調節）されるもの，あるいは情報が遺伝子に伝えられて酵素タンパク質の合成量が増減する（量的調節）ものがある．たとえば，食事をするとインスリンが分泌されてエネルギー代謝が亢進するが，この場合はインスリンが情報伝達物質であり，その情報が細胞内の種々の律速酵素の活性を変動させている．

なお，生体に存在する多くの酵素は，その反応形式で次の6群に大別することもできる．

1. 酸化還元酵素（oxidoreductase）

    基質から水素または電子を受けとってほかの基質に与える酵素で，一般に

補酵素として NAD^+，$NADP^+$，あるいは FAD を必要とする．脱水素酵素（dehydrogenase）や酸化酵素（oxidase）がこれに属し，解糖系や TCA 回路での基質の酸化は主に脱水素酵素による．

2．転移酵素（transferase）

メチル基，アルデヒド基，アミノ基，アシル基，リン酸基など，いろいろな基の転移を触媒する．アミノ酸代謝で主要な役割を演じるアミノ基転移酵素（aminotransferase）や，情報伝達の主役の一つであるタンパク質リン酸化酵素（protein kinase；ATP などのヌクレオチド三リン酸の末端のリン酸基を転移する）などがこれに属する．

3．加水分解酵素（hydrolase）

エステル結合，ペプチド結合，グリコシル結合などを加水分解する．消化酵素（digestive enzyme）はすべてこれに属する．

4．リアーゼ（lyase）

加水分解以外の方法で，基を除去する反応を触媒する．脱炭酸酵素（decarboxylase）や脱水酵素（dehydratase）などである．

5．異性化酵素（isomerase）

基質を異性体に変える酵素である．光学異性体間の変化を触媒するものをラセマーゼ（racemase），構造異性体間の変化を触媒するものをエピメラーゼ（epimerase）といい，分子内の原子団の結合部位を変化させるものをムターゼ（mutase）という．

6．リガーゼ（ligase）

ATP などの高エネルギーリン酸化合物を利用し，そのリン酸結合の分解エネルギーを用いて，二つの化合物を結合させる反応を触媒する．

2） 情報伝達機能 タンパク質は，その個性的な立体構造と化学的性質でさまざまな物質を識別し，認識できる．この特徴が情報伝達系では必須である．情報伝達物質には，水溶性のものや脂溶性のもの，あるいはタンパク質のように高分子のものからアミンのような低分子のもの，さらにカルシウムのような金属イオンまで存在する（1.2 節参照）．このような多種多様な物質を識別・認識するのは受容体としてのタンパク質である．また，ある種の受容体タンパク質は，タンパク質リン酸化活性をかね備え，特定の基質をリン酸化して細胞内に情報を伝達している．

3) **運搬機能**　タンパク質は生体成分の運搬も担っている．たとえば酸素を運ぶヘモグロビンは四量体からなるタンパク質で，それぞれのサブユニットに1個の酸素分子を結合する．一つのサブユニットに酸素分子が結合すると，その構造が変化する．構造変化はほかのサブユニットに伝えられ，四次構造が大きく変化して酸素への親和性が上がる．このように親和性を変えることで，ヘモグロビンは酸素を肺で効果的に吸着し，組織ですみやかに放出することができる．

脂質などの脂溶性物質は，リポタンパク質などの運搬体がなければ体内を移動できない．また，遊離脂肪酸は細胞膜を損傷するため，血中ではアルブミンが捕獲して運搬する．LDL を構成するアポタンパク質は脂質の輸送担体であり，かつ LDL 受容体が認識する標識でもある（前節参照）．水溶性のグルコースやアミノ酸は血中は移動できるが，細胞膜を通過することはできない．そこで，細胞膜にはこれらを運搬する担体タンパク質（transporter）が存在する．担体は必ず物質を認識する機構を備えており，必要な物質を特異的に細胞内に取り込む．このようにタンパク質は，物質を必要に応じて必要な場所に運搬する機能を備えた輸送担体である．

4) **エネルギー変換機能**　筋肉は化学エネルギーを機械エネルギーに変える変換器である．筋肉を構成する主なタンパク質は球状タンパク質のアクチンと繊維状の六量体タンパク質からなるミオシンだが，アクチンはマグネシウム存在下で非共有結合的に重合して水に不溶の繊維を形成し，ミオシンは ATP を加水分解してエネルギーを供給（ATPase 活性）する．筋収縮は，ミオシン分子が ATP から得たエネルギーでアクチン繊維上を滑ることで起こる．細胞の運動も，細胞骨格（cytoskeleton）を構成するアクチン，ミオシン，チューブリン，ケラチン，ビメンチンなどの繊維状タンパク質によっている．

5) **構造構築機能**　コラーゲンはヒトの体の総タンパク質の 30 % 近くを占め，すべての組織に存在して，細胞外の骨組みをつくっている．骨は，コラーゲンにリン，カルシウムとマグネシウムが沈着したものである．皮下全体に分布する結合組織の主要成分もコラーゲンであり，軟骨や目のガラス体もコラーゲンでできている．また，細胞と細胞をつなぎ合わせて肝臓などの組織をつくるのも，コラーゲンの役割である．一方，毛髪や皮膚を形づくるのはケラチンである．先に述べたアクチン，ミオシン，チューブリンも筋肉や細胞骨格を形づくっているので，構造構築機能をもっているといえる．

6) タンパク質の非特異的機能　水溶性のタンパク質は，両性電解質と高分子であるという性質を利用して，体液のpHと浸透圧（膠質浸透圧あるいはコロイド浸透圧という）の維持に貢献している．例として，血漿中の主要タンパク質のアルブミンがあげられる．低栄養状態などで血漿アルブミンが減少すると血液の膠質浸透圧が低下し，組織間液から水分が血管内に流れ込めなくなる．その結果，水分が組織間に貯留し，むくみを生じる（栄養性浮腫という）．アルブミンが合成できない遺伝性疾患の無アルブミン血症の人では，γ-グロブリンが代わりに役割をはたしている．

3.3.2　タンパク質の代謝

　私たちの体内のタンパク質量は，合成速度と分解速度のバランスをとることで一定に保たれている．生体は栄養状態に応じて，タンパク質の合成と分解速度を変化させて生命を維持しているが，その仕様は臓器によって異なる．たとえばタンパク質栄養が悪くなると，肝臓では合成速度はそれほど変化せず，分解速度が上がってタンパク質量が減少する．一方，筋肉では合成速度も分解速度も抑制されるが，合成速度の抑制がわずかに大きく，やはりタンパク質量は減少する．このような体全体でみたタンパク質の合成・分解の調節機構の解明はまだ不十分だが，合成機構そのものは驚くほど詳細に解明されており，分解機構も急速に明らかにされつつある．

a.　タンパク質合成の分子機構

　タンパク質は遺伝子から転写，翻訳の過程を経て合成される（図3.15）．遺伝子からメッセンジャーRNA（mRNA）への転写はRNAポリメラーゼII（RNA polymerase II）が行う．RNAポリメラーゼはトランス作用因子（trans-acting factor）とよばれる転写を制御する一群のタンパク質と複合体を形成して，個々の遺伝子の発現を調節している．トランス作用因子は転写開始点を認識する基本転写因子（general transcription factor）群と，さまざまな外部からの情報に応答してその発現量をダイナミックに変化させる転写制御因子（transcription regulatory factor）群にわかれている．一方，遺伝子が存在するDNA上には，これらの因子が認識して結合するシス因子（cis-element）とよばれる塩基配列がある．基本転写因子が結合するシス因子を基本配列，転写制御因子のシス因子を調節配列などとよぶ．基本配列は必ず転写開始点近傍の上流（転写開始部位から転写される側を下流とする）にあるが，調節配列の位置は一定ではな

3.3 タンパク質

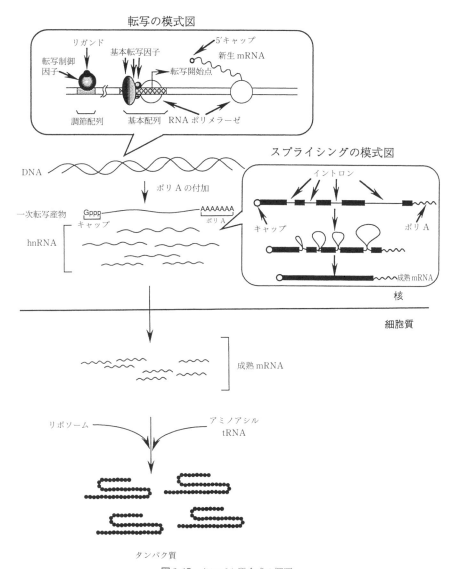

図 3.17　タンパク質合成の概要

い．図3.17に転写制御の模式図を示した．このように複数の因子を用いると，その組み合わせで多くの遺伝子発現を調節することが可能になり，誤転写の確率も大幅に減らすことができる．さらに，複数の情報を組み合わせて発現を調節することもできる（情報伝達のクロストーク）．myc, fos, jun などのある種のがん遺伝子の産物は，細胞増殖に関与する転写因子である．

　遺伝子転写の直接の産物（一次転写産物）はアミノ酸をコードするエキソン（exon）と，アミノ酸配列情報をもたない介在配列のイントロン（intron）からなり，その5′端と3′端にはそれぞれキャップ構造とPoly Aが付加されている．イントロンを含んだ核内の大きさがまちまちなRNAをhnRNA（heterogenous nuclear RNA）とよぶ．イントロンがすべて核内で削除（スプライシング；splicing）されて成熟すると，mRNAとして細胞質に出ていく．mRNAの塩基配列はリボソーム上でタンパク質に翻訳される．このとき，転移RNA（tRNA）がmRNAに含まれる塩基配列の情報を対応するアミノ酸に翻訳するアダプターとしてはたらく．

b. タンパク質分解

　細胞内のタンパク質は，細胞質に存在するプロテアーゼ（protease；タンパク質分解酵素の総称）か，またはリソソームに取り込まれて，リソソーム内の一群のプロテアーゼ（カテプシンと総称する）によってアミノ酸に分解される．タンパク質は，その役割がおわるとすみやかに分解される必要がある．なぜならば，機能高分子のタンパク質が役割がおわってから残存していると，さまざまな不必要な生体反応が起こるからである．このタンパク質の特異的な分解機構として，ユビキチン-26Sプロテアソーム系が明らかにされている（図3.18）．ユビキチンは76個のアミノ酸からなるタンパク質で，標的タンパク質のリジン残基に結合して標識する．この標識を26Sプロテアソームが識別し，同時に標的タンパク質を特異的に分解する．

　一方，生体が栄養飢餓状態になると，生体は防御応答の一つとして自分自身の体タンパク質を分解してアミノ酸を補給しようとする．このとき，細胞内では自食作用（オートファジー）が誘導され，リソソームによるタンパク質分解が著しく亢進する（図3.19）．自食作用の誘導はグルカゴンで促進され，インスリンや必須アミノ酸のロイシンなどで抑制されるが，その機構には不明な点が多い．また，オートファゴソームへのタンパク質の取り込みには，識別機構が存在すると

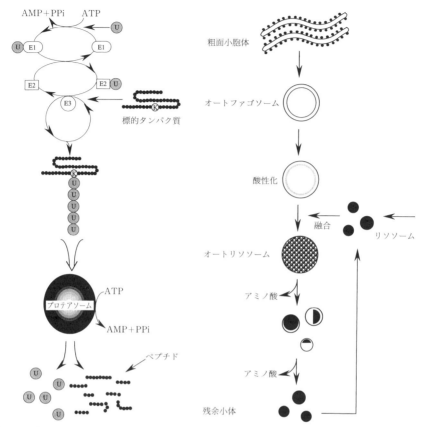

図3.18 プロテアソームによる細胞内タンパク質の分解

ユビキチン（U）はユビキチン活性化酵素（E1）によってATP依存的に活性化されたのち，ユビキチン結合酵素（E2）へ受け渡され，ユビキチン認識識別酵素（E3）の共存下あるいは非共存下で標的タンパク質のリジン残基（K）に結合する．さらに，ユビキチン中のリジン残基にも枝状に複鎖結合する．このユビキチン鎖が分解シグナルとして26Sプロテアソームに提示され，標的タンパク質はATP依存的に急速に分解される．ユビキチン鎖はイソペプチターゼによって単量体となり再利用される．（田村具博ら：プロテアソームの構造と生理機能. 実験医学, **13**, 28-34, 1995）

図3.19 オートファジーによる細胞内タンパク質の分解

粗面小胞体に由来する二重膜が細胞構成成分を取り込んでオートファゴソームをつくり，オートファゴソーム内部の酸性化，ついでリソソームとの融合により加水分解酵素を獲得してオートリソソームとなり，その中でタンパク質分解が起こって残余小体（residual body）となっていく．タンパク質を消化しきった残余小体は再利用され，次のオートファゴソームと融合する．（門脇基二：自食作用と細胞内蛋白質分解. 生化学, **67**, 41-46, 1995）

考えられている．

3.3.3 アミノ酸代謝

アミノ酸代謝の中心となっている酵素反応は，グルタミン酸脱水素酵素でのアンモニアの固定と遊離，およびアミノ基転移酵素でのアミノ酸と α-ケト酸との間のアミノ基の受け渡しである（図3.20）．これらは可逆反応なので，アミノ酸の合成，異化に共通して用いられる．また，α-ケト酸は解糖系とTCA回路の基質でもあるので，この反応を介してアミノ酸代謝は糖代謝や脂肪酸代謝とつながっている．さらに，アミノ酸代謝の中心臓器は肝臓であり，肝臓で糖代謝や脂肪酸代謝と連携して，栄養状態に応じたアミノ酸プールの恒常性を維持していると考えられる．

a. 非必須アミノ酸の合成

非必須アミノ酸は，基本的にはそれぞれのアミノ酸の骨格となる α-ケト酸に，グルタミン酸に固定されているアミノ基が転移することで合成される（図3.21）．α-ケト酸は糖代謝の中間代謝物から供給され，アミノ窒素は主に食事タンパク質から供給される．動物を，アミノ酸の給源として必須アミノ酸だけを含む餌で生育させると利用効率が悪くなるが，これは必須アミノ酸のアミノ基が非必須アミノ酸の合成に消費されるためである．体内で必須アミノ酸が合成できないのは，アミノ基を受け渡すべきそれぞれの骨格となる α-ケト酸を合成できないからである．なお，システインとチロシンはそれぞれ必須アミノ酸のメチオニンとフェニルアラニンから合成される．

b. アミノ酸の異化

アミノ酸の異化は，アミノ基に由来するアンモニアの代謝とアミノ基を除いたのちの炭素骨格の代謝にわけられる．

1) アンモニアの処理と尿素回路 スレオニンとリジンを除く α-アミノ酸のアミノ基はすべて，それぞれのアミノ基転移酵素によって α-ケトグルタル酸に渡される．したがって，大部分のアミノ酸のアミノ窒素はいったんグルタミン酸のアミノ基を経由する．グルタミン酸脱水素酵素がグルタミン酸からアンモニアを遊離させるが，アンモニアは強い中枢神経系毒なので，ただちに尿素回路により無毒の尿素に変換され，尿中に排泄される．尿素回路は肝臓にしか存在しないので，アミノ酸の異化は主に肝臓で行われる．しかし，分岐鎖アミノ酸は肝臓では代謝されず，脳と筋肉で代謝される．とくに脳は，分岐鎖アミノ酸をグルコ

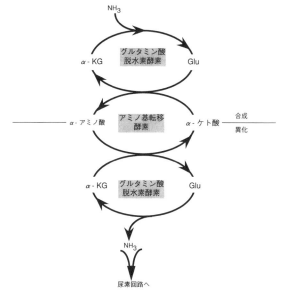

図 3.20 アミノ酸代謝の概略

グルタミン酸脱水素酵素とアミノ基転移酵素はアミノ酸の合成と異化を触媒する．Glu：グルタミン酸，α-KG：α-ケトグルタル酸．

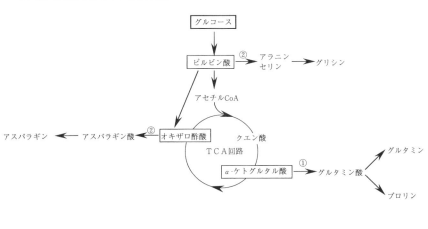

図 3.21 非必須アミノ酸合成経路の概略
①：グルタミン酸脱水素酵素の作用でアンモニアがグルタミン酸のアミノ基に固定される．
②：アミノ基転移酵素の作用でグルタミン酸のアミノ基が転移する．

ースに次ぐエネルギー源として利用しているので，多量にこれを消費する．このとき生じたアンモニアは，グルタミンに固定されて肝臓に運ばれ，肝臓の尿素回路で処理される．グルタミンの一部は腎臓でアンモニアを遊離するが，このアンモニアはそのまま尿中に排泄されるか，あるいは体液の pH を調節するのに用いられる．血清中にはすべてのアミノ酸が存在するが，グルタミンの濃度がもっとも高いのは，このようにグルタミンが臓器間のアミノ窒素の運搬体になっているからである．

2) 炭素骨格の分解　アミノ基を除去されたアミノ酸の炭素骨格は，(1) ピルビン酸，(2) TCA 回路の代謝中間体，(3) アセチル CoA のいずれかに変換される（図 3.22）．これらの物質はそのまま TCA 回路で酸化されて ATP を生産するか，あるいは栄養状態によって，グルコース，ケトン体または脂肪酸合成に用いられる．たとえば，空腹時や飢餓時，あるいは糖質の摂取量が不十分でインスリンレベルが下がりグルカゴンレベルが上がっているときには，(1), (2) が糖新生系を経てグルコースを供給し，(3) はケトン体を供給する（前節参照）．逆に，糖質などのエネルギー源が十分に摂取されたときは，過剰のアミノ酸はアミノ基を除去された後，(1) や (2) を経て (3) を生成し，さらに脂肪酸に変換されて貯蔵脂質として脂肪組織に蓄積される．炭素骨格が糖新生に用いられるアミノ酸を糖原性 (glycogenic) アミノ酸，ケトン体を生成するものをケト原性 (ketogenic) アミノ酸というが，純粋にケト原性であるアミノ酸はロイシンとリジンのみである（図 3.22）．

3.3.4　タンパク質栄養

a.　タンパク質栄養の意義

生体は，栄養状態や環境に適応するために，酵素などの体タンパク質を迅速に代謝回転させることで生理機能を調節している．つまり，多種類のタンパク質の合成，分解をくり返している．しかし，これを体全体から眺めると，健常な成人の体タンパク質量は常に一定に保たれており，ほとんど変化しない（タンパク質代謝の動的平衡）．図 3.23 にこのような体全体のタンパク質代謝を模式的に示した．成人の体のおよそ 15％はタンパク質であり，毎日このうちの約 2％が分解されている．分解されたタンパク質はアミノ酸となり，食事由来のアミノ酸とともに体液および細胞質中に遊離アミノ酸としてプール（アミノ酸プール）を形成し，再びタンパク質合成に用いられる．分解されたタンパク質のすべてのアミノ

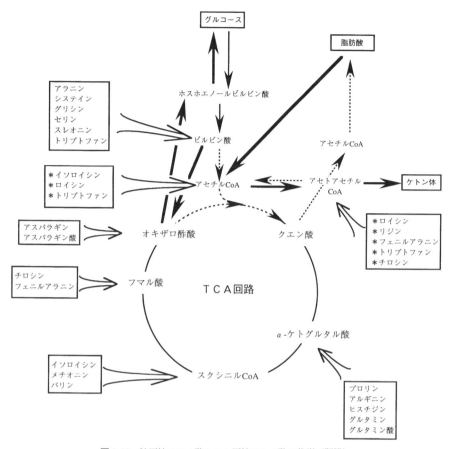

図 3.22 糖原性アミノ酸とケト原性アミノ酸の代謝（肝臓）
アミノ酸は状況に応じて，糖質にも脂質にも変換するフレキシブルな栄養素である．
＊ケト原性アミノ酸；これらのうちロイシンとリジン以外は糖原性アミノ酸でもある．
［絶食時（──→）］糖原性アミノ酸の炭素骨格はオキザロ酢酸を経てグルコースへと糖新生され，主として脳へ供給される．ケト原性アミノ酸の炭素骨格はアセチル CoA を経てケトン体となり，肝外組織へエネルギーを供給する．このようなときは脂肪の動員も亢進し，脂肪酸からもケトン体が多量に生成する．
［摂食時（---→）］エネルギーと糖質の供給が十分であれば，過剰のアミノ酸の炭素骨格はクエン酸を経て脂肪酸へと合成され体脂肪として蓄積される．しかし，糖質の供給が不十分だとアミノ酸は積極的に分解され糖新生に用いられる．

酸が再利用されれば，食事からタンパク質を摂取する必要はない．しかし先に述べたように，アミノ酸の一部は，その炭素骨格がエネルギー源，あるいはグルコ

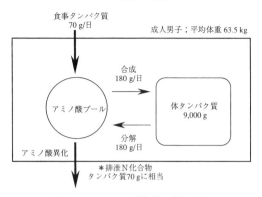

図 3.23 タンパク質代謝の動的平衡
体タンパク質量は合成,分解をくり返しながら(代謝回転)維持される.代謝回転の過程で失われるアミノ酸を補給するために,食事からタンパク質を摂取しなければならない.
＊:大部分が尿中 N であるが,糞中や汗,皮膚からの脱落によるものも含めている.

ースや脂肪酸合成の材料として用いられ,アミノ基も尿素として排泄されている.また極少量ではあるが,クレアチン,ヘム,核酸塩基,グルタチオン,カテコールアミンなど,生体に必須の窒素化合物を合成するためにも使用される(表3.5).さらに,一部のタンパク質は皮膚や体毛の脱落にともなって失われる.したがって,これらの損失(不可避損失)を補い,体タンパク質代謝の動的平衡を保つためには,食事からタンパク質を摂取する必要がある.おおよその不可避損失量は,タンパク質を摂取しないときに排泄される尿中窒素量を測定することで推定でき,健常成人では1日15 g 程度といわれている.

b. タンパク質の必要量と栄養価

不可避損失量を補うためには,成人なら1日約 15 g のタンパク質を摂取すればよいが,食事タンパク質を構成するすべてのアミノ酸が体タンパク質合成に用いられるわけではない.また,タンパク質は種類が違えばアミノ酸組成は大きく異なるので,その利用効率もさまざまである.したがって,実際に生体に必要なタンパク質量は,不可避損失量だけから推測することはできない.そこで,実験的により正確な必要量を求める試みがなされている.

1) 窒素出納 必要量を推定する一つの方法として,窒素出納法(N バランス法)がある.タンパク質に固有の窒素でタンパク質の摂取量と排泄量の差を測って,体タンパク質のバランスを知る方法である.摂取窒素量を N_{in},排泄窒

素量を N_{out} とすると,摂取タンパク質量が不十分で体窒素の損失を補えていない場合は $N_{in} - N_{out} < 0$(負の窒素出納)となり,成長期のように体タンパク質の合成量が分解量を上回っているときは $N_{in} - N_{out} > 0$ の正の窒素出納を示す。一方,健常な成人が十分量のタンパク質を摂取していると,体タンパク質量は変化せず,$N_{in} - N_{out} = 0$ の窒素平衡の状態になる。したがって,成人の必要量はこの窒素平衡を保つために必要な最低限のタンパク質量として求め,子供の場合は成長曲線から成長に必要なタンパク質量を推定してその量を加算する。

2) **タンパク質の生物価**(BV) タンパク質の必要量は,摂取するタンパク質の利用効率も考慮して求めなければならない。食品タンパク質の利用効率を数量化したものを栄養価といい,栄養価の算出には生物価がよく用いられる。生物価は,体内に吸収された窒素(N)のうちの何%が体内に保留(体タンパク質合成に利用)されたかを算出する。この場合,無タンパク質食でも糞中や尿中に排泄される N,つまり内因性の排泄 N 量を補正する。内因性の糞中 N とは,腸管に分泌された消化酵素などのタンパク質,腸粘膜の脱落物,腸内細菌であり,内因性尿素 N も動的平衡下で分解された体タンパク質の N である。

$$生物価(BV) = \frac{体内保留 N}{吸収 N} \times 100 \,(\%)$$

体内保留 N = 吸収 N - 体タンパク質合成に利用されなかった吸収 N
 = 吸収 N - (通常食での尿中 N - 無タンパク質食の場合の尿中 N)
 吸収 N = 摂取 N - 消化吸収されなかった摂取 N
 = 摂取 N - (通常食での糞中 N - 無タンパク質食の場合の糞中 N)

3) **正味タンパク質利用率**(NPU) 上の生物価の式には食品タンパク質の消化吸収率が含まれていない。消化吸収率はタンパク質の種類によって異なるので,低ければタンパク質の栄養価は下がる。これは,生物価にタンパク質の消化率を加味した正味タンパク質利用率で補正することができる。

$$正味タンパク質利用率(NPU) = \frac{体内保留 N}{摂取 N} \times 100 \,(\%)$$
$$= 生物価 \times 消化吸収率 \,(\%)$$

4) **アミノ酸スコア** 正味タンパク質利用率はタンパク質の利用率を測定するすぐれた方法であるが,加工食品も含めた数多い食品タンパク質の個々について,その栄養価をヒトで測定することは不可能に近い。一方,現在までの多くの

試験で，タンパク質の栄養価はその必須アミノ酸組成に依存することが明らかにされている．また，必須アミノ酸の必要量パターンはFAOやWHOなどの国際機関がアミノ酸評点パターンとして策定している（表3.6）．そこで，個々の食品タンパク質のアミノ酸組成をこの理想的なアミノ酸組成に照らし合わせ，相対的にもっとも不足している必須アミノ酸（制限アミノ酸；limiting amino acid）の不足率を算出する．つまり，制限アミノ酸の理想量に対する不足率で食品タンパク質の栄養価を表す，アミノ酸スコア（表3.7）とよばれる栄養価の表現法がよく用いられる．正味タンパク質利用率やアミノ酸スコアから算出すると，一般に全卵，肉類，牛乳などの動物性タンパク質が良質である．

なお，アミノ酸評点パターンは確定したものではなく，新しく得られたデータや考え方，さらに経験的事実を加味して，そのつど修正が加えられている．

c. タンパク質所要量

成人の体の窒素平衡を維持するのに必要なタンパク質量は，鶏卵，卵白，牛肉，牛乳，魚肉など消化吸収率がよく，栄養価の高い動物性タンパク質を用いて求められている．わが国や諸外国でなされた研究結果を平均すると，成人の良質タンパク質維持必要量は 0.65 g/kg/日となり，人種差があるという証拠は見あたらないので，「日本人の食事摂取基準（2015年版）」ではこの値を参考にして，

表3.6 必須アミノ酸必要量パターンと良質タンパク質のアミノ酸組成（FAO/WHO/UNU，1985）（タンパク質1gあたりのアミノ酸mg）

必須アミノ酸	必須アミノ酸必要量パターン				必須アミノ酸組成			1973年のFAO評点パターン
	乳児*	幼児(2〜5歳)	学童(10〜12歳)	成人	卵	牛乳	牛肉	
ヒスチジン	26(18〜 36)	(19)	(19)	16	22	27	34	—
イソロイシン	46(41〜 53)	28	28	13	54	47	48	40
ロイシン	93(83〜107)	66	44	19	86	95	81	70
リジン	66(53〜 76)	58	44	16	70	78	89	55
メチオニン+シスチン	42(29〜 60)	25	22	17	57	33	40	35
フェニルアラニン+チロシン	72(68〜118)	63	22	19	93	102	80	60
スレオニン	43(40〜 45)	34	28	9	47	44	46	40
トリプトファン	17(16〜 17)	11	(9)	5	17	14	12	10
バリン	55(44〜 77)	35	25	13	66	64	50	50
合計 ヒスチジンを含む	460(408〜588)	339	241	127	512	504	479	
ヒスチジンを除く	434(390〜552)	320	222	111	490	477	445	360

*人乳のアミノ酸組成．

表 3.7 食品タンパク質のアミノ酸スコアと NPU
(FAO/WHO：Energy and Protein Requirement, 1973)

タンパク質	アミノ酸スコア (FAO, 1973)	NPU 児童	NPU ラット
全卵	100	87	94±4
人乳	100	85〜95	87
牛乳	95	74〜81	82±4
大豆	74*		
豆乳		75〜78	
大豆粉		54	
荒びきいり大豆		71〜80	
ゴマ	50	53〜54	54±1
落花生	65	52〜57	47±6
綿実	81	38〜47	54±10
トウモロコシ	49	36	52±6
アワ	63	43	44
精白米	67	63	59±4
小麦（全粒）	53	49	48±9

*1985 年の FAO/WHO/UNU による幼児，児童の必須アミノ酸必要量パターンと「改訂日本食品アミノ酸組成表」(1986) によって計算すると，アミノ酸スコアは 100 となる．

表 3.8 成人のタンパク質推奨量（日本人の食事摂取基準（2015 年版）から）

年齢 (歳)	男 体重 (kg)	男 計算値*	男 推奨量	女 体重 (kg)	女 計算値*	女 推奨量
18〜29	63.2	56.9	60	50.0	45.0	50
30〜49	68.5	61.7	60	53.1	47.8	50
50〜69	65.3	58.8	60	53.0	47.7	50

*各年齢体重×0.72×1.25

推定平均必要量算定の参照値を 0.72 g/kg/日と定めている．18 歳から 69 歳までの推奨量はこの値に各年齢層の参照体重を乗じ，個人差の変動計数（12.5％）を加味し，表 3.8 のように定めている．

乳幼児や青少年，妊婦，授乳婦などはタンパク質必要量が大きく変化するので，それに見合うタンパク質量を加味した所要量が定められている．一方，高齢者のタンパク質推定平均必要量算定の参照値は，自立した日常生活を営み，健康と思われる高齢者の成績をもとに，0.85 g/kg/日と定められた．しかし，高齢者は健康状態，疾病状況，薬物服用など個人差が大きく，また施設入居者や在宅ケ

ア対象の高齢者では負の窒素出納を示す人が多くみられる．このような高齢者については，健康人とは別にタンパク質給量を考慮する必要がある．

　一般に，運動によってタンパク質の必要量が増加すると考えられがちであるが，必ずしもそうではない．確かに運動によって体タンパク質の分解やアミノ酸異化の亢進がみられるが，同時にアミノ酸の利用効率も高まるからである．したがって，運動の種類や運動強度によって必要量は異なるが，健康づくりのために行う軽度あるいは中等度の運動では，タンパク質の所要量を増す必要はないと考えられる．一方，筋肉肥大をともなうトレーニングでは1.7～1.8 g/kgに，長時間にわたる中等度以上の持久運動では1.2～1.4 g/kgに増す方が望ましいとされている．しかし運動をすればエネルギー消費が増大し，それにともない食事摂食量も増すので，あえて高タンパク質食をとらなくても，タンパク質を10～15％含む通常の食事でこれらの必要量は十分にまかなえると考えられる．

　表3.8に示した推奨量はタンパク質の摂取量の目安であって，タンパク質の質は反映していない．一般に植物性タンパク質は，大豆タンパク質など一部のものを除いて，動物性タンパク質に比べて栄養価が低い（表3.7）．したがって，摂取タンパク質に占める動物性タンパク質の比率を高くすると，制限アミノ酸をなくして食事タンパク質の利用効率を高めることができる．しかし，動物性タンパク質を多くとることは脂質の過剰摂取につながり，とくに飽和脂肪酸のとりすぎになる（序章参照）．そこで，適正な動物性タンパク質の摂取比率は，総摂取タンパク質の40～50％とされている．

3.4　ビ タ ミ ン

　ビタミン（vitamins）は，きわめて微量（1日あたりでmgからμgの摂取量）で，タンパク質，糖質，脂質の機能を十分に発揮させる補助因子などとしてはたらく必須の栄養素である．私たちはビタミンをまったく合成できないか，あるいは合成できても必要量を満たすことができず，食物から摂取しなければならない．現在ビタミンとして認知されているものは，脂溶性のものが4種類，水溶性のものが9種類ある．表3.9に食品中のビタミン含量と必要量の概数を示した．

3.4.1 ビタミンB群 (vitamin B group)

水溶性ビタミン (water-soluble vitamins) 9種類のうち，B_1，B_2，B_6，B_{12}，ナイアシン，パントテン酸，葉酸，ビオチンの8種類をビタミンB群とよぶ．これらは動物の成長に必要な因子として発見されたが，発見当初は単一の成分と考えられ，ビタミンBと名づけられた．その後，研究が進むにつれて，はたらきの異なる8種類のビタミンが含まれていることが判明した．B群に属するビタミンはいずれも補酵素として機能することが明らかになっているが，欠乏症の発現機構については不明なものが多い．

a. ビタミンB_1 （チアミン；thiamin）

1) 補酵素型への合成 食物中にはチアミンとその二リン酸および三リン酸エステルが存在する（図3.24）．エステル類は消化管内でホスファターゼによりすべてチアミンに加水分解され，吸収される．体内でチアミンは再びリン酸エステルにされるが，チアミン二リン酸は活性型ビタミンB_1ともよばれ，糖代謝酵

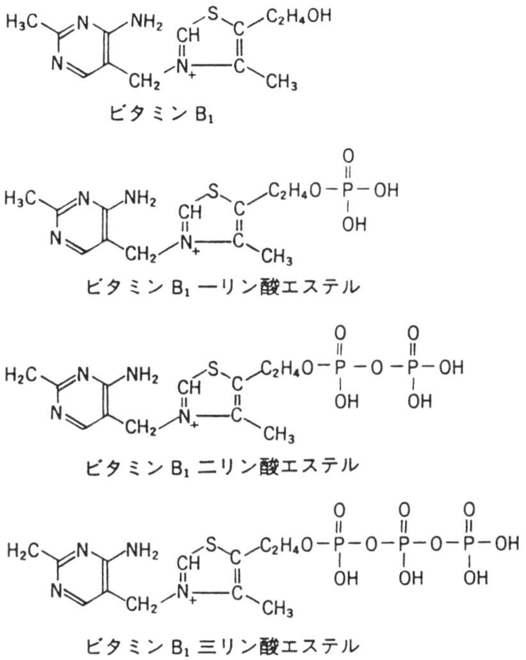

図3.24

表 3.9 主な食品のビタミン含量

ビタミン A (800 μgRAE*1)		ビタミン D (6 μg)		ビタミン E (7 mg α-TE*2)	
食品名	μgRAE/100 g	食品	μg/100 g	食品名	mg α-TE/100 g
味付けのり	5,400	あんこう（きも・生）	110	アーモンド（フライ・味付け）	29.6
マーガリン	1,800	紅ざけ（生）	33	とうもろこし油	24.3
にんじん（根・生）	1,500	うなぎ（かば焼き）	19	大豆油	19.5
うなぎ（かば焼）	1,500	さんま（生）	19	マーガリン	19.1
牛肝臓（生）	1,100	乾しいたけ（乾）	17	落花生（いり）	11.4
ほうれん草（葉・生）	700	まいわし（生）	10	西洋かぼちゃ（果実・生）	5.1
西洋かぼちゃ（果実・生）	660	かつお（秋獲り・生）	9	ブロッコリー（花序・生）	2.5
鶏卵（卵黄・生）	480	鶏卵（卵黄・生）	6	ほうれん草（生）	2.1

ビタミン K (150 μg)		ビタミン B_1 (1.1 mg*3)		ビタミン B_2 (1.2 mg)	
食品名	μg/100 g	食品名	mg/100 g	食品名	mg/100 g
糸引納豆	870	きな粉（全粒大豆）	0.76	牛肝臓（生）	3.00
しそ（葉・生）	690	うなぎ（かば焼）	0.75	糸引納豆	0.56
味付けのり	650	たらこ	0.71	鶏卵（生）	0.43
ほうれん草（葉・生）	270	豚肉	約 0.70	うるめいわし（生）	0.36
しゅんぎく（葉・生）	250	ごま（いり）	0.49	牛肉	約 0.20
小松菜（葉・生）	210	こい（生）	0.46	豚肉	約 0.20
大豆油	210	玄米—水稲穀粒	0.41	ほうれん草	0.20
せん茶（浸出液）	32	胚芽精米—水稲穀粒	0.23	普通牛乳	0.15

ビタミン B_6 (1.4 mg)		ビタミン B_{12} (2.4 μg)		ナイアシン (15 mgNE*4)	
食品名	mg/100 g	食品名	μg/100 g	食品名	mgNE/100 g*5
くろまぐろ（赤身・生）	0.85	味付けのり	58.1	たらこ（生）	49.5
ごま（いり）	0.64	牛肝臓（生）	52.8	インスタントコーヒー	47.0
かたくちいわし（生）	0.58	あさり（生）	52.4	かつお（秋獲り・生）	18.0
くるみ（いり）	0.49	さんま（生）	17.7	落花生（いり）	17.0
鶏肉(若鶏・むね・皮付き・生)	0.45	うるめいわし（生）	14.2	牛肝臓（生）	13.5
バナナ（生）	0.38	プロセスチーズ	3.2	まさば（生）	10.5
牛肉	約 0.30	牛肉	約 1.2	鶏肉(若鶏・むね・皮付き・生)	10.6
豚肉	約 0.30	鶏卵（生）	0.9	まいたけ（生）	9.1

素の補酵素として機能する．チアミン三リン酸は生体内には微量しか存在しないが，神経機能に関与していると推測されている．

2) 補酵素機能　チアミン二リン酸は，ペントースリン酸回路のトランスケトラーゼ，解糖系と TCA 回路の橋渡しをしているピルビン酸脱水素酵素複合体，TCA 回路の 2-オキソグルタル酸脱水素酵素の補酵素として機能している．

3) 欠乏症　脚気がよく知られている欠乏症である．全身の倦怠感，脚の重

パントテン酸（5 mg）	
食品名	mg/100 g
牛肝臓（生）	6.40
糸引納豆	3.60
鶏卵（生）	1.45
うるめいわし	1.25
豚肉	約1.20
ブロッコリー（花序・生）	1.12
牛肉	約1.00
精白米—水稲穀粒	0.66

葉酸（200 μg）	
食品名	μg/100 g
焼きのり	1,900
えだまめ（ゆで）	260
ほうれん草（生）	210
ブロッコリー（花序・生）	210
春菊（葉・生）	190
アスパラガス（若茎・生）	190
いちご	90
せん茶（浸出液）	16

ビタミンC（100 mg）	
食品名	mg/100 g
グァバ（生）	220
ゆず（果皮・生）	150
ブロッコリー（花序・生）	120
青ピーマン（果実・生）	76
いちご（生）	62
キャベツ（生）	41
うんしゅうみかん（早生・生）	35
じゃがいも（塊茎・生）	35

ビオチン（50 μg）	
食品名	μg/100 g
ローヤルゼリー	約400
酵母	200
肝臓	100
鶏卵（卵黄・生）	50
魚肉	20
肉	2〜10
野菜	2〜10
果物	1〜3

ビタミン名の横のかっこ内の数値は成人の1日あたりの必要量の概数．

[*1] RAE：レチノール活性当量
[*2] α-TE：α-トコフェロール
[*3] 日本食品標準成分表（2010）に記載されているビタミンB_1の値は，ビタミンB_1（チアミン）の重量ではなく，チアミン-Cl-HCl（チアミン塩酸塩）としての重量である．ここに示した値も，チアミン塩酸塩の重量である．
ビタミンB_1＝0.79×チアミン塩酸塩である．
[*4] NE：ナイアシン当量
[*5] 日本食品標準成分表（2010）に記載されている値はナイアシンの含量のみである．ヒト体内では，ナイアシンはトリプトファンから合成される．したがって，NE＝ナイアシン（mg）＋1/60 トリプトファン（mg）となる．

感，運動時の動悸，手足のしびれ，下肢のむくみ，食欲減退などの自覚症状ではじまり，主症状は神経系の障害，循環器症状，消化器症状，浮腫などである．
　ウェルニッケ脳症という欠乏症もある．眼球運動麻痺，歩行運動失調，意識障害が主な症状である．栄養失調の慢性アルコール患者に同じような症状がみられ，アルコールがチアミンの吸収率を低下させるためと考えられている．

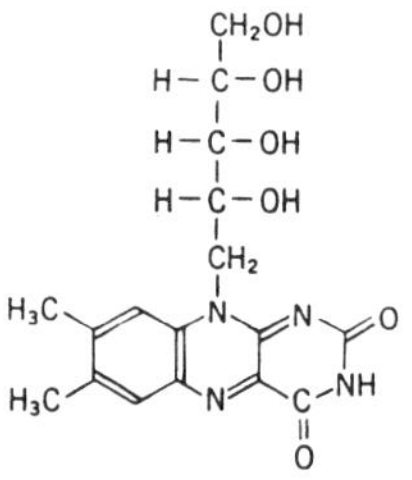

リボフラビン (riboflavin) 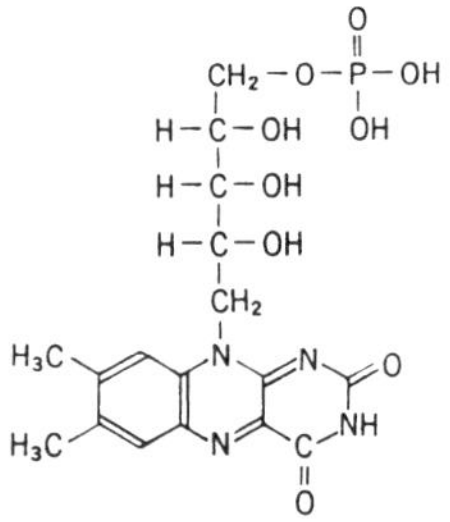　　　FMN (flavin mononucleotide)

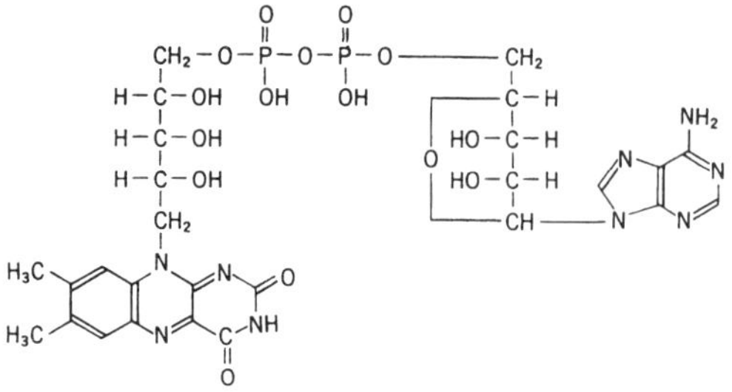

FAD (flavin adenine dinucleotide)

図 3.25

b. ビタミン B_2（リボフラビン；riboflavin）

1) 補酵素型への合成　食物中にはリボフラビン，そのリン酸化物のFMN，さらにアデニンヌクレオチドが付加したFADが存在するが（図3.25），新鮮な食物にはFADがもっとも多い．FMNとFADは，小腸刷子縁膜の酵素でリボフラビンに加水分解される．リボフラビンは体内に吸収されると，補酵素型のFMNやFADに変換される．

2) 補酵素機能　FMNやFADは，酸化還元酵素の補酵素として，基質に電子あるいは水素を授受する．これらを補酵素とする酵素をフラビン酵素（flavoenzyme）とよぶ．フラビン酵素は，(1)脱水素酵素（コハク酸脱水素酵素など，3.1節参照），(2)酸化酵素（キサンチンオキシダーゼなど），(3)酸素添加酵素（キヌレニン-3-ヒドロキシラーゼなど），(4)電子伝達系の一員の4種類に分類できる．キサンチンオキシダーゼは感染菌などの外部からの侵入物から生体を守るのに必須で，白血球が細菌を貪食するときに必要なスーパーオキシドラジカルを生成する．

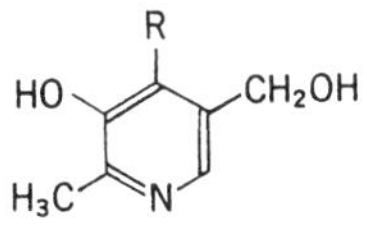

遊離型ビタミン B_6 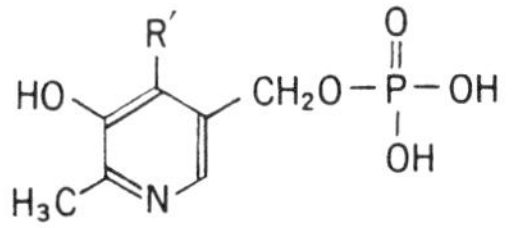　　　　　補酵素型ビタミン B_6

ピリドキシン（pyridoxine）：R＝-CH$_2$OH
ピリドキサール（pyridoxal）：R＝-CHO
ピリドキサミン（pyridoxamine）：R＝-CH$_2$NH$_2$
ピリドキサールリン酸（pyridoxal 5′-phosphate）：R′＝-CHO
ピリドキサミンリン酸（pyridoxamine 5′-phosptate）：R′＝-CH$_2$NH$_2$

図 3.26

3) **欠乏症**　　欠乏すると，口角炎，舌炎，角膜炎が起こり，鼻・耳などに脂漏性皮膚炎が認められ，また肛門や陰部がただれる．

c. **ビタミン B_6**（ピリドキサール；pyridoxal）

1) **補酵素型への合成**　　食物中にはピリドキサールとそのリン酸エステルのピリドキサールリン酸として存在することが多い（図 3.26）．ピリドキサールリン酸は，ピリドキサールに加水分解されて吸収され，体内で再びピリドキサールリン酸になる．血液中に取り込まれると，90％以上がアルブミンと複合体を形成して体内を輸送される，あるいはその形で貯蔵される．筋肉中に取り込まれたピリドキサールリン酸は，60％以上がグリコーゲンホスホリラーゼに結合している．この酵素は筋肉の可溶性タンパク質の5％近くを占めるので，ピリドキサールリン酸の貯蔵庫であろうと考えられている．

2) **補酵素機能**　　ピリドキサールリン酸はアミノ酸代謝にかかわる酵素の補酵素として必須である．アミノ酸のアミノ基転移，加水分解，脱炭酸，脱離，ラセミ化，合成，置換，またアミンの酸化にも関与する．さらに，グリコーゲンの加リン酸分解反応にも必須であり，ステロイドホルモンの作用発現にも関与している．

3) **欠乏症**　　皮膚炎，痙攣，貧血，高コレステロール血症や動脈硬化，脂肪肝や肝硬変，抗体形成不全などの症状が現れる．

d. **ビタミン B_{12}**（シアノコバラミン；cyanocobalamin）

1) **補酵素型への合成と分解**　　ビタミン B_{12} はシアノコバラミンとよばれているが（図 3.27），シアノコバラミンはビタミン B_{12} を生体から単離するときに，

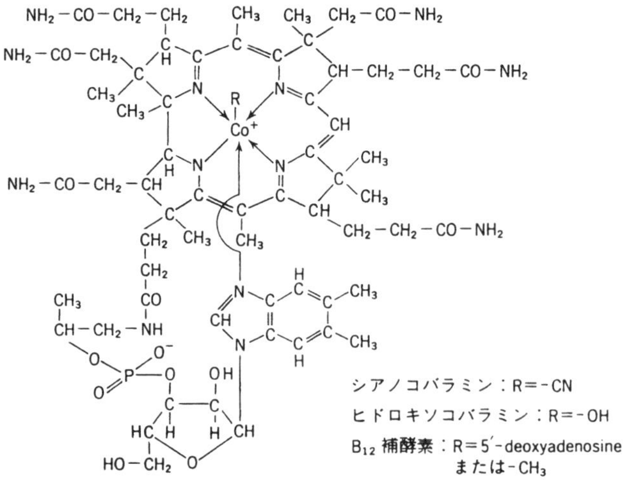

シアノコバラミン：R=-CN
ヒドロキソコバラミン：R=-OH
B_{12}補酵素：R=5'-deoxyadenosine
　　　　　または-CH_3

図3.27

安定化のために加えたシアンイオンがビタミンのコバルトに配位して生じた人工産物であり，生体内の存在形態ではない．ビタミン B_{12} はほかのビタミンと異なり，合成できるのは放線菌などの一部の微生物だけであり，植物はこのビタミンを必要としないので合成しない．動物は餌と一緒にこれらの菌を食べるのでビタミン B_{12} をもっている．したがって，ビタミン B_{12} は動物性食品にだけ含まれ，その形はアデノシルコバラミン，メチルコバラミン，ヒドロキソコバラミンである．これらは胃酸やペプシン，膵酵素などで遊離型のコバラミンに加水分解される．そして，内因子とよばれる糖タンパク質に結合して回腸に運ばれ，そこでレセプターを介して吸収される．体内に入ると補酵素型のアデノシルコバラミンあるいはメチルコバラミンに合成され，輸送タンパク質のトランスコバラミン II に結合し，肝臓，造血組織，増殖性細胞へ輸送され，多くは肝臓に蓄えられる．

　2） **補酵素機能**　　ヒトではビタミン B_{12} が関与する二つの酵素反応が知られている．アデノシルコバラミンが関与するメチルマロニル CoA ムターゼと，メチルコバラミンが関与するメチオニンシンターゼである．

　3） **欠乏症**　　ビタミン B_{12} の欠乏でメチルマロニル CoA ムターゼ反応が低下すると，体内にメチルマロニル CoA が蓄積し，尿中へのメチルマロン酸の排泄が増加する．この現象はビタミン B_{12} 欠乏症の診断に用いられている．一方，

3.4 ビタミン

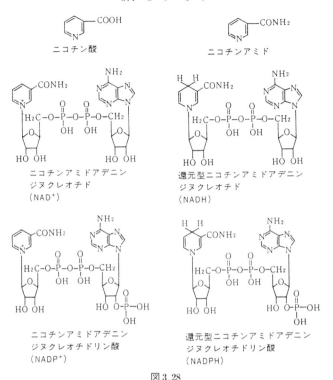

図 3.28

ビタミン B_{12} 欠乏は葉酸の減少をまねく．その結果，DNA の合成がうまく行われず，骨髄中に大型の巨赤芽球とよばれる細胞がみられるようになり，悪性貧血が起こる（3.4.1.g 項参照）．また，知覚障害を主とする末梢神経障害が起こることも多い．

e. ナイアシン（niacin；ビタミン B_3）

1）補酵素型への合成 動物性食品にはニコチンアミドと NAD^+ として，植物性食品にはニコチン酸と NAD^+ として存在し（図 3.28），新鮮な食品には NAD^+ が多く含まれている．NAD^+ は小腸内でニコチンアミドに分解されて吸収され，体内のすべての臓・組織で NAD^+ に再合成される．一方，ニコチン酸から NAD^+ を合成できるのは肝臓だけである．さらに，肝臓はトリプトファンから NAD^+ を生合成することもでき，トリプトファン 60 mg がニコチンアミド 1 mg に相当すると考えられている．

2) 機 能　生体はナイアシンをトリプトファンから生合成する経路を保持しているにもかかわらず，ナイアシンをビタミンB群の中でもっとも多量に要求する．これは，ナイアシンが補酵素としての機能と生体成分の合成材料としての役割を合わせもっていて，体内で多量に消費されるからである．

　NAD$^+$，NADH，NADP$^+$およびNADPHは，約400種類の酸化還元酵素の補酵素として機能している．また，NAD$^+$は細胞核内の遺伝子発現にかかわるタンパク質をポリADP-リボシル化（poly ADP-ribosylation）するときの基質となる．これらのタンパク質はADP-リボシル化されて機能を発揮し，DNAの修復，DNAの合成，細胞分化を行う．コレラ毒素や百日咳毒素はこの系を攪乱する．毒素は細胞膜中のアデニル酸シクラーゼをモノADP-リボシル化するので，細胞膜の情報伝達系が混乱するのである．

3) 欠乏症　ペラグラが欠乏症である．皮膚病変として日光暴露部に鮮紅色の紅斑を生じ，水疱や膿疱を生じて色素沈着を残すこともある．消化器症状として，がんこな下痢，口内炎，食欲不振など，神経系障害は頭痛，不安，痙攣，さらに精神異常などである．

f．パントテン酸（pantothenic acid；ビタミンB_5）

1) 補酵素型への合成　食物中のパントテン酸の多くはCoA（coenzyme A）およびアシルキャリアータンパク質中に4′-ホスホパンテテインとして存在し（図3.29），小腸でパントテン酸あるいはパンテテインにまで分解されて吸収される．さらに，私たちの腸内細菌もパントテン酸を合成するが，これも吸収される．パントテン酸やパンテテインは，体内で補酵素型の4′-ホスホパンテテイ

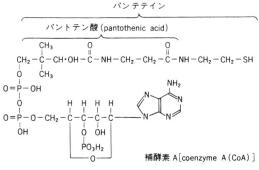

図3.29

ンやCoAとなり，機能を発揮する．

2) **補酵素機能** 糖代謝では，ピルビン酸をTCA回路へ導入するピルビン酸脱水素酵素複合体およびTCA回路の2-オキソグルタル酸脱水素酵素の補酵素としてはたらく．また，アセチルCoAになって，ピルビン酸カルボキシラーゼとホスホエノールピルビン酸カルボキシラーゼの活性化因子として機能する．脂肪酸代謝では，脂肪酸の活性化，β酸化，脂肪酸合成，脂肪酸の不飽和化などにおけるアシル基の運搬役などとして中心的役割をはたしている．アミノ酸代謝では，分岐鎖アミノ酸の炭素骨格の運搬役である．

3) **欠乏症** このビタミンは食物に広く存在し，また腸内細菌によっても合成されるので，ヒトは通常パントテン酸欠乏にはなりにくい．

g. 葉酸（folic acid；ビタミンM）

1) **補酵素型への合成** 食物中の葉酸のほとんどは数個のグルタミン酸が結合したポリグルタミン酸型である（図3.30）．これは上部小腸の上皮細胞中のホリルポリグルタミン酸ヒドロラーゼで，モノグルタミン酸型にまで分解され吸収される．生体内ではすみやかに還元・メチル化され，補酵素型の一つである5-

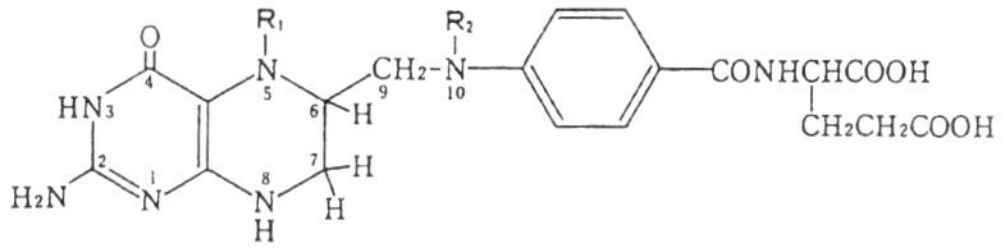

5,6,7,8-テトラヒドロ葉酸（H_4PteGlu）

葉酸補酵素	1炭素単位の結合位置		
	R_1	R_2	$R_1 R_2$
H_4PteGlu	H	H	—
5-ホルミル-H_4PteGlu	-HCO	H	—
10-ホルミル-H_4PteGlu	H	-HCO	—
5-ホルムイミノ-H_4PteGlu	-CH=NH	H	—
5,10-メテニル-H_4PteGlu	—	—	=CH-
5,10-メチレン-H_4PteGlu	—	—	-CH$_2$-
5-メチル-H_4PteGlu	-CH$_3$	H	—

図3.30

メチル-テトラヒドロプテロイルグルタミン酸となり，葉酸結合タンパク質によって門脈を経て肝臓に運ばれる．その一部は，胆汁へ分泌されて再び小腸から吸収（腸肝循環）された後，末梢組織へ分配される．残りのものは，肝臓でポリグルタミル化されて5-メチル-テトラヒドロプテロイルポリグルタミン酸となり，貯蔵される．

2) **補酵素機能** 葉酸は，ギ酸やホルムアルデヒドから1炭素単位を受けとり，それを運搬するので，1炭素単位の転移酵素の補酵素として，核酸塩基，アミノ酸，タンパク質などの生合成系で機能する．

3) **欠乏症** 巨赤芽球性貧血を呈し，心悸亢進，息切れ，めまい，舌炎，口角炎，うつ病などの神経症状や精神障害をともなうことが多い．

h. **ビオチン** (biotin；ビタミン H)

1) **補酵素型への合成** 食物中にはタンパク質のリジン残基の ε-アミノ基と結合した形で広範に存在する（図 3.31）．この結合型ビオチンは，小腸のプロテアーゼでビオシチン（ε-N-ビオチニル-L-リジン）に遊離され，ついでビオチニダーゼでビオチンとリジンに加水分解されて吸収される．ビオチンは，体内でビオチンを必要とする酵素タンパク質のリジン残基に結合して，補酵素として機能を発揮する．

2) **補酵素機能** ビオチンには直接的機能と間接的機能の二つがある．前者は，アセチル CoA カルボキシラーゼ，ピルビン酸カルボキシラーゼ，プロピオニル CoA カルボキシラーゼおよび β-メチルクロトニル CoA カルボキシラーゼの4種類の酵素の補酵素としての機能である．間接的機能では，ビオチンがグアニル酸シクラーゼを活性化して細胞内情報伝達物質の cGMP 濃度を上げるので，タンパク質合成，RNA 合成，耐糖能，プリン合成などを調節していると考えら

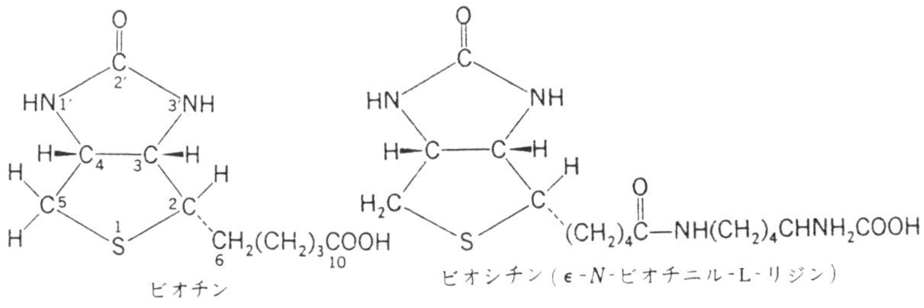

図 3.31

れている．

3) 欠乏症　ビオチンは食物に広く分布し，また腸内細菌も私たちが必要とする十分な量を生産するので，ヒトの成人ではほとんど欠乏症はみられない．しかし，乳児期の早期では消化機能が未熟であり，母乳にも少量しかビオチンが含まれていないので，欠乏症が現れることがある．その症状は，皮疹，表皮剝離，脱毛，ろう状蒼白，知覚異常などである．

3.4.2　ビタミンC（ascorbic acid）

残る一つの水溶性ビタミンがアスコルビン酸（ビタミンC）である．アスコルビン酸は，還元型あるいは酸化型として植物性食品に広範に存在し（表3.9），その双方が特異的なトランスポーターによって体内に吸収される．体内では大部分が還元型の陰イオン（モノアニオン）の形であり，その2,3位のエンジオール構造により強い還元力を示す．この還元力がアスコルビン酸の機能である．アスコルビン酸は機能を発揮すると酸化されるが，酸化は2段階で進む．モノアニオンから1電子が引き抜かれてモノデヒドロアスコルビン酸（アスコルビン酸ラジカル）になり，このラジカル中間体は2分子の不均一化反応によりアスコルビン酸とデヒドロアスコルビン酸（酸化型ビタミンC）になる（図3.32）．デヒドロアスコルビン酸はグルタチオンなどにより非酵素的に還元される．加えて，植物はデヒドロアスコルビン酸を還元する酵素を保有するが，ヒトもこの還元酵素をもつと考えられている．

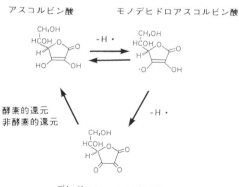

図3.32　ビタミンCの酸化還元

a. 機　　能

1) 抗酸化能　体内のビタミンCは活性酸素の強力な除去剤である（詳しくは5.3節参照）．たとえば，動脈硬化症の発症原因の一つであるLDLの酸化をビタミンCは顕著に抑える．

2) コラーゲン合成における役割　コラーゲンはヒトの体にもっとも多く存在するタンパク質で総タンパク質の約30％を占めるが（3.3節参照），ビタミンCはこの合成に関与している．コラーゲンが正常な三次構造を形成するには，そのペプチド鎖中のプロリンとリジンが水酸化されることが必須である．この水酸化反応を触媒するプロリルヒドロキシラーゼとリジルヒドロキシラーゼは，Fe^{2+}とビタミンCを補因子として必要とする．このように，ビタミンCはコラーゲン合成に不可欠の因子として関与しており，欠乏するとコラーゲン合成の異常による骨格形成不全が観察される．

3) 生体異物の解毒代謝での役割　体内に侵入したさまざまな異物は，シトクロムP450（cytochrome P450；CYP）という酵素が解毒・代謝するが（5.1節参照），ビタミンCはこのCYP酵素類の活性を維持するために必須である．

4) カルニチン合成での役割　カルニチンは脂肪酸のβ酸化に必須の成分であるが（3.2節参照），ビタミンCはカルニチンがリジンから生合成される過程の二つの水酸化酵素の補欠因子として必要である．ビタミンCが不足すると疲労感を覚えるが，その原因の一つがこのカルニチン合成の不全による脂肪酸のβ-酸化の低下と考えられている．

5) コレステロール代謝での役割　実験動物では，コレステロールからの胆汁酸合成にビタミンCが必要であることが明らかにされている．このことから，ヒトの高コレステロール血症にはビタミンCの不足が関与していることが推測される．

6) その他　食物中のビタミンCは鉄の吸収を促進する．また，ニトロソアミンという発がん物質が消化管内で生成するのを強く阻害する（4.3.7.c項参照）．さらに，免疫能の亢進作用なども報告されている．

b. 欠　乏　症

よく知られている欠乏症は壊血病である．疲労感や関節痛にはじまり，歯ぐきの出血などがみられる．さらに重症になると，点状や斑状の皮下出血が起こり，

けがなどの治癒が著しく遅くなる.

3.4.3 脂溶性ビタミン (fat-soluble vitamins)

脂溶性ビタミンにはビタミンA, D, E, Kの4種類があり, 水溶性ビタミンと性質が大きく異なる. これらのビタミンは生体膜の脂質相に分布しやすく, この特徴ゆえに過剰に摂取すると生体膜に蓄積しやすい.

a. ビタミンA

ビタミンAは, 図3.33に示す全トランス型レチノールと同様の生理活性をもつ物質群の総称であり, 動物性食品のレバー, 乳製品, 卵黄に多く含まれている. また, 緑黄色野菜に多く含まれるβ-カロテン (β-carotene) は, 小腸粘膜内でジオキシゲナーゼによってビタミンA (レチノール; retinol) に転換されるので, プロビタミンA (ビタミンAの前駆物質) といわれる. 体内のビタミンAが十分なときは, この転換反応は進まず, β-カロテンは体内に吸収されたのち脂肪組織などに蓄積される.

1) **吸収と運搬**　摂取されたビタミンA類はレチノールとして吸収され,

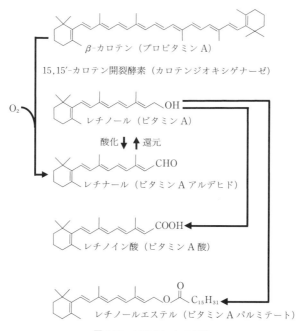

図3.33 ビタミンAの構造

小腸粘膜でレチノール結合タンパク質に結合する．上皮細胞で結合タンパク質からはずれてレチノールエステルになると，カイロミクロンに取り込まれ，リンパを経て肝臓に運ばれる（図3.34）．肝臓では，アポE-レセプターを介して肝実質細胞に取り込まれ，一部は加水分解されてレチノールになり，再びレチノール結合タンパク質に結合する．この結合タンパク質はプレアルブミンとともにタンパク質複合体を形成し，血中を通って標的組織に運ばれ（図3.35），必要に応じてレチノイン酸（retinoic acid）に変換され，その機能を発揮する．また，残りの一部はレチノールエステルに変換され，伊東細胞とよばれる細胞中に脂肪滴と

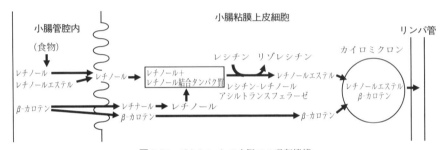

図3.34 ビタミンAの小腸での吸収機構

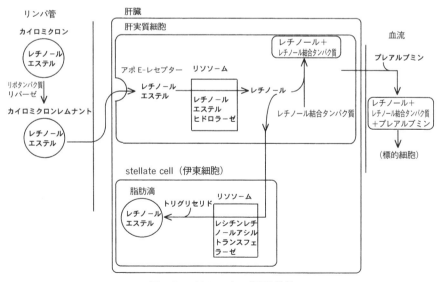

図3.35 ビタミンAの代謝と輸送

表3.10 ビタミンAの生理機能

	活性型	機能
ビタミンA	レチノール	視覚色素形成
	レチノイン酸	成長促進作用
		皮膚，気道，消化管，目（角膜）の角化防止（角化症の予防）
		子宮上皮角化や精巣萎縮の抑制による生殖器機能の維持
		皮膚がん，膀胱がん，乳がん，白血病の予防・抑制

して貯蔵される．

2) **機　能**　ビタミンAの活性型は，レチノールとレチノールの酸化型であるレチノイン酸であり，体の発育，皮膚などの上皮組織の分化，視覚機能，生殖に必須である．レチノールは視覚色素（ロドプシン）の形成に関与し，その他の成長促進をはじめとするさまざまなビタミンAの機能はレチノイン酸による（表3.10）．また，がん細胞は分化過程を逸脱した増殖細胞なので，細胞分化を正常化する機能をもつビタミンAは，がん細胞の分化を正常化して増殖性も抑えると考えられている．たとえば，レチノイン酸は白血病細胞のコロニー形成を阻害することが知られている．

3) **欠乏症**　夜盲症，皮膚や粘膜上皮の角化，性腺の退行変性，感染症に対する抵抗性の低下などが知られている．一方で過剰症もあり，過剰に摂取して体内に蓄積すると，脳圧亢進，四肢の痛みや腫脹，肝障害などが起こる．

b. ビタミンD

ビタミンDにはD_2（エルゴカルシフェロール；ergocalciferol）とD_3（コレカルシフェロール；cholecalciferol）があり，その機能はほぼ同じである．D_2はキノコなどの植物性食品に多く，D_3は魚，卵黄，肝油に含まれる．また，D_3はヒトの体内でもつくられる．コレステロール合成の中間体で皮膚に存在する7-デヒドロコレステロールは，日光の紫外線による光化学反応でD_3になる（図3.36）．

1) **代　謝**　摂取したビタミンD_2とD_3は回腸（小腸下部）から吸収され，カイロミクロンでリンパを経て脂肪組織や筋肉に一時貯蔵される．これらのビタミンDや皮膚でつくられたD_3は，ビタミンD結合タンパク質と結合して肝臓に運ばれる．肝臓では25位が水酸化され，さらに腎臓に移って1位が水酸化されて，活性型ビタミンDの1,25-ジヒドロキシビタミンDになる（図3.36）．

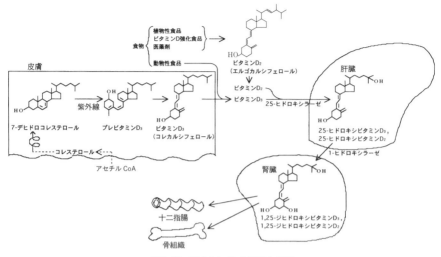

図3.36 ビタミンDの構造と代謝

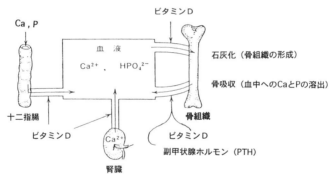

図3.37 ビタミンDの生理機能
PTH：パラチロイドホルモン．

2) **機　能**　ビタミンDは，体内のカルシウムとリンの恒常性を維持する骨形成に重要なビタミンである（図3.37）．十二指腸と腎尿細管で，カルシウムとリン酸の吸収と再吸収を促進する．また，副甲状腺ホルモン（パラチロイドホルモン；活性型ビタミンDの生合成を刺激するホルモン）との協同作用で，骨組織からのカルシウムとリンの動員を促し，血中のカルシウムとリンの濃度を一定に維持する．

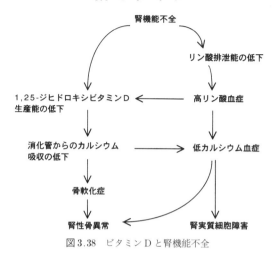

図3.38 ビタミンDと腎機能不全

3) **欠乏症** ビタミンDが欠乏すると，血中のカルシウムとリンの濃度が低下し，骨形成が遅れて骨の石灰化が抑制され，くる病や骨軟化症の原因になる．また，腎不全や人工透析などで腎機能が低下している場合は，活性型ビタミンDの生成量が不足して，血中の電解質異常とともに骨病変が起こりやすい（図3.38）．

c. ビタミンE

ビタミンE類として，4種類のトコフェロール（$\alpha, \beta, \gamma, \delta$-tocopherols）と，このそれぞれに対応する4種類のトコトリエノール（$\alpha, \beta, \gamma, \delta$-tocotrienols）が知られている（図3.39）．これらは穀類，豆類，緑黄色野菜に含まれ，とくに植物油はビタミンE類のすぐれた給源である．生理活性がもっとも高いのはα-トコフェロールであり，体内でのビタミンE類の輸送・代謝形態の違いなどを考え合わせると，α-トコフェロールが活性型ビタミンEといえる．

1) **吸収と運搬** 摂取したビタミンE類は，エステル型のものは加水分解されて遊離型として吸収され，小腸粘膜でカイロミクロンに取り込まれ，リンパを経て血中から肝臓に運ばれる（図3.40）．α-トコフェロールは肝臓でトコフェロール結合タンパク質と結合し，VLDL（3.2節参照）として血中を経て末梢組織に運搬される．このトコフェロール結合タンパク質は肝臓に存在し，またα-トコフェロールに強い特異性を示すので，末梢組織にはα-トコフェロールが

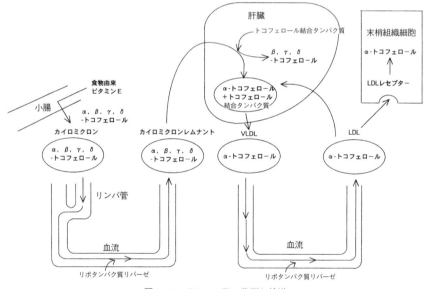

図3.39 ビタミンE（α-トコフェロールとα-トコトリエノール）の構造

図3.40 ビタミンEの代謝と輸送

選択的に運搬されることになる．

2) 機 能 ビタミンEの主要な機能は，生体膜の安定化と膜を構成する脂質を過酸化から防ぐ抗酸化能であるが（表3.11），詳しくは5.3節で述べる．

d. ビタミンK

食品中にはビタミンK_1（フィロキノン；phylloquinone）とK_2（メナキノン；menaquinone）として存在し（表3.12），前者は緑色野菜，緑茶，海藻類に

表3.11 ビタミンEの生理機能

脂質抗酸化作用	赤血球の溶血防止（溶血性貧血の防止） 白血球機能（貪食能，遊走能）の維持 血小板凝集の抑制
生体膜（リン脂質膜）安定化作用	抗動脈硬化機能（血漿リポタンパク質の酸化変性の防止とエイコサノイド産生の正常化およびHDLコレステロールの増加効果）
エイコサノイド産生の制御	血圧上昇抑制（末梢血管透過性の正常化） 心筋細胞の酸化ストレスからの保護 アルコール性脂肪肝の抑制 酸素による肺組織障害の抑制 下垂体ホルモン（甲状腺刺激ホルモン，卵胞刺激ホルモン）の分泌正常化 発がん過程におけるラジカル生成の抑制

表3.12 ビタミンKの構造と生理機能

ビタミンK_1（フィロキノン） ビタミンK_2（メナキノン類）	血液凝固因子（プロトロンビンなどのカルシウム結合タンパク質）の産生

多く，後者は納豆，バター，チーズに多い．また，ヒトの腸内細菌もこれらを合成する．

1） 吸収と運搬　脂質とともに吸収され，リンパを経て体内循環し，肝臓に貯蔵されると考えられている．

2） 機　能　ビタミンKは抗出血性ビタミンともよばれ，プロトロンビンなど数種類の血液凝固因子の生合成に不可欠である．血液凝固因子のいくつかは，ポリペプチドとして生合成されたのち，その中の数個のグルタミン酸残基がカルボキシル化されてγ-カルボキシグルタミン酸になって機能するが，この酵素反応（ビタミンK依存カルボキシラーゼ）にビタミンKは補酵素として使われる．またビタミンKは，プロトロンビンにカルシウムとの結合能を与え，カルシウムを介したフィブリンの架橋形成を促し，血液凝固を起こさせる．さら

に，ビタミンKのカルシウム代謝への関与から，骨粗鬆症に有効であると考えられている．

3.4.4 ビタミン様物質

ビタミンとしては認知されていないが，ビタミンと同じような作用を示す食物成分がある．これらをまとめてビタミン様物質といい，表3.13にまとめた．

表3.13 ビタミン様物質の名称と生理作用

名称	生理作用など
コリン	抗脂肪肝作用 神経興奮の伝達物質であるアセチルコリンの成分 リン脂質であるレシチンやスフィンゴミエリンなどの成分 メチル基供与体 体内セリンから合成される
イノシトール	抗脂肪肝作用 肝ミトコンドリアおよびミクロソームのリン脂質の重要な成分 体内でグルコース6-リン酸から合成される
リポ酸	ピルビン酸およびα-ケト酸の酸化的脱炭酸反応に関与
オロト酸	乳汁分泌促進作用 体内でカルバモイルリン酸とアスパラギン酸から合成される
カルニチン	脂肪酸のミトコンドリア内膜透過に関与 体内でリジンから合成される
ビタミンP (透過性ビタミン)	オレンジ果皮に含まれるヘスペリジン，レモン果皮に含まれるエリオシトシン，そば，トマトなどに含まれるルテインがビタミンP活性を有する 毛細血管の抵抗力の低下および血漿タンパク質に対する透過性を防止する作用を有する
ビタミンU	キャベツなどに含まれる 抗潰瘍因子 メチルメチオニンはビタミンU活性を有する
ビフィズス因子	*Lactobacillus bifidus* の増殖因子 パンテテイン誘導体，ある種のオリゴ糖がこの活性を有する
ユビキノン (コエンザイムQ)	電子伝達系内のフラビンタンパク質とチトクローム系の間に介在 強い抗酸化性を有するので，トコフェロールと同様に不飽和脂肪酸の酸化防止作用がある 体内でフェニルアラニンから合成される
ピロロキノリンキノン (PQQ)	リジンの代謝に必要 欠乏すると，マウスでは毛並みが悪くなり，生殖能が低下する 納豆，ピーマン，ホウレンソウに多く含まれる

3.5 無 機 質

　体に存在する元素のうち，酸素，炭素，水素，窒素以外のものを無機質（ミネラル）と総称する．人体中の無機質の存在比は4％にすぎない．図3.41のように，無機質の99％以上は，多量ミネラルと呼ばれるナトリウム，カリウム，カルシウム，マグネシウム，リン，塩素，イオウの7元素で占められる．鉄以下の元素はすべて合わせても0.5％に満たないため微量元素と総称し，その中で生理的役割が明らかで欠乏症が存在するものを必須微量元素（微量ミネラル）としている．現在，ヒトの必須微量元素は，鉄，亜鉛，銅，マンガン，ヨウ素，セレン，クロム，モリブデン，コバルトの9種である．

3.5.1　無機質の生体での役割と恒常性

　無機質の役割は化学形態の上で三つに分類できる．第1は，カルシウムとリンが塩として骨と歯を形成することである．第2は，イオン，すなわち電解質として，浸透圧の調節，酸・塩基平衡，神経・筋肉の機能維持，免疫機能の維持，酵素反応の活性化などを行うことである．存在量が比較的多いカルシウムからマグネシウムまでの元素がこれにあたる．第3は，タンパク質，核酸，ビタミンなどの生体内有機化合物の構成成分として，筋肉や細胞成分を構成したり，酵素反応やホルモン作用にかかわることである．リン，イオウと鉄以下の微量元素がこれにあてはまる．なお，亜鉛やマンガンなどの微量元素も，実験的にはカルシウム

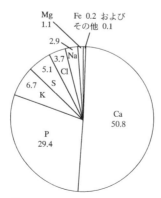

図3.41　人体中の無機質の存在比
数値は無機質の総和を100とした場合の比率．

やマグネシウムなどと同様に、イオンの形態でいくつかの酵素反応を活性化するが、濃度や特異性の点から生理的意義があるとは考えにくい。

無機質も、ほかの生体内物質と同様に、体内では恒常性を維持している。体液中の電解質の組成は、副甲状腺ホルモン（パラトルモン）や副腎皮質ホルモン（ミネラルコルチコイド；アルドステロン）などの作用によって一定に保たれており、病的な場合を除いて食物からの摂取量の変化がただちに体内濃度に反映することはない。微量元素については、図3.42にセレンの例を示したように、体内濃度が摂取量によって変動することが多く、恒常性が成立していないようにみえる。しかし、セレンを必須とするグルタチオンペルオキシダーゼ活性に変化がないことからもわかるように、やはり恒常性は維持されている。微量元素の恒常性は、その体内形態を機能性部分と貯蔵性部分にわけて考える必要がある。図3.43の鉄の例のように、貯蔵性部分が摂取量に応じて増減することで欠乏症や過剰症に対する緩衝の役割をはたしており、摂取量の変化がただちに機能性部分におよぶことはなく、機能面での恒常性が維持されている。

3.5.2 無機質間の相互作用

各無機質の間には吸収、代謝、生理作用の点で多くの相互作用が存在し、一つ

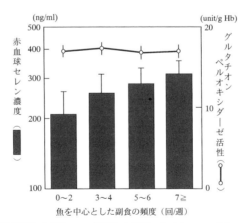

図3.42 魚の摂取頻度と赤血球セレン濃度およびグルタチオンペルオキシダーゼ活性の関係
高セレン含量食品である魚の摂取頻度の増加は赤血球セレン濃度を増加させるが、セレン酵素であるグルタチオンペルオキシダーゼの活性にはほとんど影響を与えない。グルタチオンペルオキシダーゼ活性はセレン摂取が極端に低い場合には低下するが、日本人の通常の食生活の範囲では変動することはほとんどない。

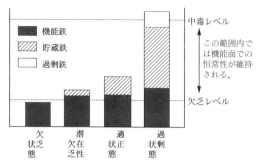

図 3.43 摂取状態による体内鉄レベルの変化

鉄摂取が適正であれば体内鉄の約 30 % が貯蔵鉄である．鉄摂取が低下すると，貯蔵鉄がまず減少して潜在性鉄欠乏の状態になる．さらに機能鉄も減少すると欠乏状態となる．一方，鉄摂取が過剰になり貯蔵鉄が飽和すると中毒症状が発現する．

表 3.14 カルシウムの関与する生理作用

細胞の分裂・増殖・分化
筋肉の収縮
神経・感覚細胞の興奮
免疫（貪食，抗原認識，抗体分泌）
外分泌（唾液，胃液，膵液など）
内分泌（各種ホルモンなど）
血液凝固
精子の運動

の生理反応に対して複数の無機質が関係することが多い．たとえば，カルシウムには表 3.14 のような多くの生理作用があるが，マグネシウムは平滑筋細胞へのカルシウムの流入を阻害するなど，カルシウムと拮抗することにより神経や筋肉の活動にかかわっている．カリウムとナトリウムの相互作用も重要である．細胞は ATP のエネルギーを用いて，カリウムを取り入れ，ナトリウムを排出している．細胞内外の両電解質の電位差は，神経信号の伝達や筋肉の収縮などに深く関係する．また，カリウムは腎臓でのナトリウムの再吸収を阻害して尿への排泄を促進するため，ナトリウム摂取が過剰のときにはカリウム摂取量をふやす必要が生じる．

3.5.3 無機質の必要量，1 日摂取量，および給源

わが国の食事摂取基準では，多量ミネラルの中でナトリウム，カリウム，カルシウム，マグネシウム，リンの 5 元素，微量ミネラルの中で鉄，亜鉛，銅，マン

表 3.15 無機質の推定平均必要量, 耐容上限量, 平均摂取量, 給源 (いずれも1日あたりの数値)

無機質	推定平均必要量[1]	耐容上限量[1]	平均摂取量[2]	給源
ナトリウム(食塩)	1.5 g	男 8.0 g, 女 7.0 g[3]	男 11.0 g, 女 8.8 g	調味料, 漬物, 加工食品
カリウム	男 2,500 mg, 女 2,000 mg[4]	—	男 2,079 mg, 女 1,854 mg	穀物類, 豆類, 野菜類
カルシウム	男 650 mg, 女 550 mg	2,500 mg	男 460 mg, 女 413 mg	乳製品, 魚介類, 豆類
マグネシウム	男 280 mg, 女 230 mg	—	男 230 mg, 女 198 mg	野菜類, 豆類, 穀物類
リン	男 1,000 mg, 女 800 mg[4]	3,000 mg	男 1,015 mg, 女 840 mg	乳製品, 魚介類, 肉類, 加工食品
鉄	男 6.0 mg, 女 8.5 mg	男 50 mg, 女 40 mg	男 7.4 mg, 女 6.5 mg	肉類, 豆類, 緑黄色野菜類
亜鉛	男 8 mg, 女 6 mg	男 40 mg, 女 35 mg	男 9.4 mg, 女 7.2 mg	穀物類, 魚介類, 肉類, 豆類
銅	男 0.7 mg, 女 0.6 mg	10 mg	男 1.19 mg, 女 0.96 mg	穀物類, 魚介類, 豆類
マンガン	男 4.0 mg, 女 3.5 mg[4]	11 mg	3～5 mg	穀物類, 豆類, 茶
ヨウ素	95 μg	3,000 μg	200～3,000 μg	海藻類, 魚介類
セレン	男 25 μg, 女 20 μg	男 420 μg, 女 330 μg	50～150 μg	魚介類, 穀物類, 肉類
クロム	10 μg[4]	—	約 10 μg	香辛料, 加工食品
モリブデン	20 μg	男 550 μg, 女 450 μg	100～300 μg	穀物類, 豆類

1) 食事摂取基準 2015 年版における 18～29 歳に対する値.
2) ナトリウム～銅は平成 24 年国民健康栄養調査における 18～29 歳の値, その他はいくつかの報告のまとめ.
3) 高血圧症予防のための目標量.
4) 目安量.

ガン, ヨウ素, セレン, クロム, モリブデンの 8 元素に対して, 主に欠乏と過剰を予防する目的で, いくつかの基準値を策定している. 表 3.15 に, 各無機質の推定平均必要量, 耐容上限量, および平均摂取量と給源をまとめた. いくつかの無機質では, 平均摂取量が推定平均必要量を下回っている.

3.5.4 無機質各論

a. カルシウム

人体中のカルシウムの 99% は骨と歯に存在し, 残りは筋肉や血漿中に電解質として存在している. カルシウムの代謝は図 3.44 に示すようにビタミン D や副甲状腺ホルモンなどで制御され, 血液中での濃度の恒常性が維持されている. 骨はカルシウムの貯蔵庫であり, カルシウムの沈着と動員をくり返しているが, 加齢とともに動員が優勢となり, 50 歳代以降では骨のカルシウム含量は低下する.

電解質としてのカルシウムは, 表 3.14 にまとめたように, 細胞分裂, 血液凝固, 筋収縮, 神経活動, 免疫機能の維持など, 重要な生命現象に関与している.

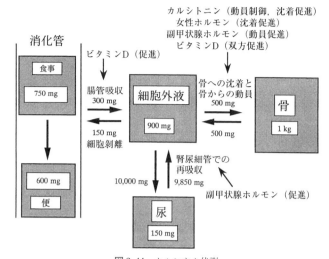

図 3.44 カルシウム代謝
各数値は 1 日に 750 mg のカルシウムを摂取した場合を示す．

これらの反応の多くは，細胞内へのカルシウムイオンの流入，あるいはカルシウムイオンによる酵素反応の活性化によって生じる．血漿カルシウムの減少は，中枢神経系の異常やテタニー（痙攣の一種）を引き起こす．また，成長期にカルシウムが慢性的に不足すると，歯質低下や上下顎骨発育不良などが生じる．

カルシウムは小腸で能動輸送により吸収される．カルシウム吸収は，妊娠・授乳期などの要求が高まっているときや，摂取量が低下しているときに促進される．さらに，リン以外にもカルシウムの吸収に影響を与える食品成分がある．一部の植物性食品に含まれるシュウ酸とフィチン酸は，消化管内でカルシウムと不溶性の塩を形成してカルシウムの吸収に阻害的に作用する．一方，乳糖と特定のアミノ酸，ペプチドは促進的に作用する．牛乳は乳糖やカゼインホスホペプチドのようなカルシウム吸収を促進する物質を含み，カルシウム給源としてきわめてすぐれている．

国民栄養調査成績によると，国民 1 人 1 日あたりのカルシウム平均摂取量は約 500 mg であり，推定平均必要量を下回っている．わが国の老人に多い骨粗鬆症は，骨を形成する骨塩と骨基質の両方が減少したものである．カルシウムの欠乏だけが原因ではないが，発症要因の一つであることは疑いない．骨粗鬆症の予防のためには，カルシウム摂取量を増加させる必要がある．

b. リ ン

人体内に含まれるリンの約80％は，ヒドロキシアパタイト（カルシウムのリン酸化合物）の形で骨と歯を形成している．残りのリンは核酸，リン脂質，ATPなどのリン酸化合物として存在し，遺伝，脳・神経の機能維持，エネルギー授受などに重要な役割をはたしている．リン欠乏の症状として，筋萎縮，食欲不振，違和感などが知られているが，ほとんどの食品はリンを豊富に含んでいるので不足することはない．むしろ，ポリリン酸塩やメタリン酸塩が食品添加物として多用されているので，リンの過剰摂取が懸念される．リンを過剰に摂取すると，副甲状腺機能亢進，骨代謝障害などの弊害が生じる．わが国では，リンの耐容上限摂取量を1日3gとしている．この数値は，1日3.7gのリン摂取が血清リン濃度の正常上限に対応するという米国での研究にもとづいている．

c. カリウム

カリウムの大部分はイオンとして細胞内液に存在する．その機能は，神経興奮性の維持，筋肉の伸縮，細胞内の浸透圧維持と水分保留などである．カリウムの恒常性はミネラルコルチコイドによって維持されている．下痢や利尿促進などで水分とともに大量のカリウムが失われると低カリウム血症となり，筋力低下，無気力，反射の低下などが生じる．夏バテも大量発汗による低カリウム血症が原因であるといわれている．一方，腎不全などの場合には，カリウムの排泄障害が起こり高カリウム血症となる．高カリウム血症では筋力低下や心電図異常が生じ，重症になると心臓機能が止まることがある．

d. イ オ ウ

イオウは含硫アミノ酸として，タンパク質の機能に多くの役割をはたしている．また軟骨や腱を形成する多糖類も，イオウをコンドロイチン硫酸として多量に含んでいる．ビタミンB_1，パントテン酸などのビタミン類や，グルタチオン，インスリンなども含硫化合物である．栄養上有効なイオウの給源は，食品タンパク質中の含硫アミノ酸である．硫酸イオンのような無機のイオウも，含硫アミノ酸の代謝過程で生成される．したがって，タンパク質栄養が健全であれば，意識しなくてもイオウ摂取量は適切となる．

e. 塩 素

塩素はイオンとして主に細胞外液に存在する．胃液中の塩酸として，ペプシンの活性化とその最適pHの確保，殺菌，プロスタグランジン合成刺激，膵液分泌

の促進などを行っている．塩素が欠乏すると胃液の酸度が低下し，食欲減退や消化不良が生じる．塩素イオンはすみやかに細胞膜を通過して容易に尿や汗に排泄されるので，食塩を多量に摂取しても，塩素に関するかぎり過剰障害は起こらない．

f. ナトリウム

ナトリウムはイオンとして主に細胞外液に存在し，細胞外液の浸透圧の調節や水分量の維持などに関与している．実験的に低ナトリウム食を数日間与えると，食欲不振や疲労感が生じるが，欠乏に至ることはない．現在は逆に，食塩によるナトリウムの過剰摂取が問題とされている．平成24年国民健康栄養調査によると，わが国の食塩摂取量は1人1日平均10.0gである．ナトリウムの推定平均必要量の食塩換算値は1.5gであり，日本人は必要量の6〜7倍量を摂取している．疫学調査や動物実験では，食塩の過剰摂取は高血圧症や胃がんの発生率を高めるといわれ，欧米諸国では食塩摂取量を5g未満にすることを推奨している．しかしこの数値は，醤油，味噌などの食塩系調味料を利用する日本人の食生活において非現実的である．食塩系調味料を利用する日本の伝統的食生活（和食）には，脂肪の過剰摂取を防ぐ効用もある．ゆえにわが国の食事摂取基準では，食塩摂取の目標量を男性8g，女性7g未満としている．

g. マグネシウム

人体中のマグネシウムは骨に約55％，筋肉に約27％分布し，残りは臓器内，血球および細胞外液に存在する．マグネシウムは，グルコースのリン酸化，TCA回路中の酸化的脱炭酸，脂肪酸代謝の出発点であるアシルCoAの生成，タンパク質合成，核酸代謝など，約300種類の酵素反応の活性化に必須である．マグネシウム欠乏では種々の精神神経症状や循環器症状が生じる．また，マグネシウム欠乏は心電図変化を示すため，アルコール性心筋症，虚血性心疾患，不整脈などの発症との関連が論じられている．わが国におけるマグネシウム欠乏の多くは，消化器疾患，腎疾患，代謝性疾患などにともなって発生している．

h. 鉄

体内の鉄は二つに分類できる．一つはヘモグロビン，ミオグロビン，シトクロームなどにヘム鉄として結合しているものであり，機能鉄とよばれる．これらの鉄タンパク質は，酸素の運搬，エネルギー代謝，酸化還元反応，解毒などの役割をはたしている．二つめの鉄は貯蔵鉄とよばれ，フェリチンまたはヘモジデリン

といった鉄貯蔵タンパク質に非ヘム鉄として結合したり，血漿のトランスフェリンと結合して細胞外液を運搬される．貯蔵鉄の量は鉄の摂取状態によって増減するが，通常の食生活において体内鉄の50％を超えることはほとんどなく，逆にゼロに近くなることがある．

　鉄は十二指腸から空腸上部において吸収される．ヘム鉄は特異的な担体によって腸管上皮細胞に取り込まれ，細胞内でヘムオキシゲナーゼにより二価鉄とポルフィリンに分解される．三価鉄はビタミンCなどの還元物質，または腸管上皮細胞刷子縁膜に存在する鉄還元酵素によって二価鉄となり，二価金属輸送担体1（divalent metal transporter 1；DMT 1）と結合して細胞内に取り込まれる．腸管上皮細胞内に取り込まれた二価鉄は，輸送担体であるフェロポルチンによって門脈側に放出され，腸管上皮細胞基底膜に存在する鉄酸化酵素によって三価鉄となる．鉄が過剰な場合，腸管上皮細胞内の鉄はフェリチンとして貯蔵され，細胞の剝離に伴って消化管内に排泄される．

　鉄の吸収率は，同時に摂取する食物成分によっても大きく変わる．タンパク質，アミノ酸，ビタミンCなどは鉄吸収を促進し，フィチン酸，タンニン，シュウ酸などは抑制する．血液側に移行した三価鉄は，トランスフェリンに結合し，全身に運ばれる．骨髄中の赤芽球はトランスフェリンを取り込み，結合している鉄をヘモグロビンの合成に利用する．古い赤血球の分解によって放出された鉄は再度トランスフェリンと結合し，繰り返しヘモグロビンの合成に利用される．鉄代謝の恒常性は，ヘプシジンというペプチドによって抑制的に維持されている．鉄が過剰の場合は，ヘプシジンがDMT 1，フェロポルチン，トランスフェリンの生成や作用を抑制するため，消化管吸収率と組織への鉄の取り込みは低下する．逆に体内鉄が減少すると，ヘプシジンが減少するため，吸収率と組織への鉄の取り込み量が増加する．

　わが国における鉄の摂取量は，平均では推定平均必要量をやや上回るが，女性においては摂取不足の場合が多い．鉄が不足すると，図3.43のように，まず貯蔵鉄，ついでヘモグロビンなどの機能鉄が減る．わが国では成人女性の20％近くにヘモグロビンが減少した鉄欠乏性貧血が認められている．なお，ヘモグロビンの減少は生じないがトランスフェリンの鉄飽和度が16％以下の状態を，潜在性鉄欠乏という．

3.5 無機質

表 3.16 微量ミネラル（必須微量元素）の役割と欠乏症

微量ミネラル	微量ミネラルを含む生体成分	役割	欠乏症または欠乏症状	備考
亜鉛	カルボキシペプチダーゼ、アルカリスファターゼ、アルコール脱水素酵素、RNA・DNAポリメラーゼ、炭酸脱水酵素など	タンパク質合成、味覚機能の維持、性機能の維持、創傷治癒、糖代謝への関与など	成長遅延、食欲不振、味覚障害、腸肢端性皮膚炎、免疫能低下、性機能不全、創傷治癒遅延など	欠乏症と亜鉛酵素との関係は明らかでないものが多い
銅	セルロプラスミン、チロシナーゼ、スーパーオキシドジスムターゼ、リシルオキシダーゼ、モノアミン酸化酵素など	ヘム合成、メラニン合成、結合組織の形成、ラジカルの処理、ドーパミンの代謝など	メンケス病、貧血、毛と皮膚の脱色、中枢神経異常、エラスチン形成不全、免疫能低下など	ウィルソン病は先天的銅過剰障害である
マンガン	スーパーオキシドジスムターゼ、ピルビン酸脱炭酸酵素、アルギナーゼなど	糖・脂質代謝や骨形成に関与か	発育不全、骨のX線透過性増高、皮膚の異常	ヒトでの明確な欠乏症は知られていない、鳥類では軟骨形成不全などの欠乏症が認められる
ヨウ素	甲状腺ホルモン（チロキシン）	甲状腺機能の維持	甲状腺機能低下、甲状腺腫、クレチン病	甲状腺機能低下はヨウ素の過剰摂取でも生じる
セレン	グルタチオンペルオキシダーゼ、チオキシン脱ヨウ素酵素、セレノプロテインP、チオレドキシン還元酵素など	過酸化物の処理、甲状腺ホルモンの代謝、抗腫瘍作用、重金属の解毒	克山病、カシン・ベック病、心筋障害、下肢痛、歩行困難、脱力感、冠動脈疾患やがんの発生率の上昇	含セレンタンパク質中でセレンはセレノシステイン残基としてペプチド鎖中に存在
クロム	クロモデュリン	インスリンレセプターのチロシンキナーゼ活性の維持、糖代謝の改善	耐糖能異常	糖代謝改善が糖尿病の場合でのみ生じることなどから、作用は薬理的なものといわれる
モリブデン	キサンチン酸化酵素、亜硫酸酸化酵素、アルデヒド酸化酵素	亜硫酸塩およびプリン体の代謝	高メチオニン血症、低尿酸症、尿中硫酸濃度の低下、昏睡性精神障害	ヒトの欠乏症は高カロリー輸液を投与されていた一症例のみ
コバルト	ビタミン B_{12}	DNA前駆体の合成	悪性貧血	ビタミン B_{12} 以外の役割は知られておらず、コバルトそのものの摂取は意味がない

i. 微量元素

　必須微量元素である微量ミネラルの役割と欠乏症を表 3.16 にまとめた．なお，微量ミネラルに分類される 8 元素の中で，クロムについては，その生理作用が薬理効果であるとの指摘があり，栄養上必須ではない可能性がある．

　微量ミネラルの欠乏症は三つに分類できる．一つは微量ミネラル自身の摂取不足による食事性のもので，ヨウ素欠乏による甲状腺腫，セレン欠乏による克山病など，風土病として世界各地に散発的に認められる．これらは，海産物の摂取が少ない，土壌中の微量ミネラル濃度が低い，他地域との物的交流の少ない場合などに生じやすい．二つめは微量ミネラルの吸収や代謝が阻害されている代謝性のもので，先天的と後天的な場合が存在する．先天的なものに，銅吸収不全であるメンケス病，モリブデン補因子欠損症などがある．三つめは医原性のもので，消化管手術などのために経口的に食物を摂取できない人に施される高カロリー輸液に，微量ミネラルが添加されていなかったことによって発生した．また，微量ミネラルの欠乏症はほかの栄養素の欠乏にともなって起きることもある．たとえば，タンパク質欠乏のクワシオルコールには亜鉛や銅の欠乏症が重なっていることがある．

　必須微量元素に分類されないものの中で，フッ素，ケイ素，ニッケル，スズ，バナジウム，ホウ素については，ヒト以外の高等動物において必須であるという報告が存在する．中でもフッ素にはう歯（虫歯）予防能があり，米国食事摂取基準では摂取の目安量を定めている．また，ヒ素，カドミウム，鉛，リチウム，ルビジウム，チタンなどについても必須性が論議されている．これらの元素の場合は，食品中共存物質などの影響で特殊な食生活下でのみ必須性が認められることがある．近年では，従来の必須微量元素の定義とは別に，少しでも健康によい影響を与えるか否かを基準にして微量元素の栄養を論じるべきだという意見も提示されている．

4. 非栄養素の機能

　食物，とくに植物性食物には，栄養素ではないが，ヒトの体の機能に大きな影響を与える生理作用をもつ成分が多様に含まれている．これらを非栄養素という．非栄養素には，約8,000種類のフラボノイド・ポリフェノールなどのフェノール類，約25,000種類のカロテンやキサントフィルなどのテルペノイド類，100種類ほどのシステイン誘導体，約12,000種類のアルカロイド類，そして生物の種類と同等に多様な食物繊維類がある．これらの非栄養素の一部は，ヒトの健康維持に大きな影響を与えることが明らかになっている．本章では，栄養機能化学が解明した非栄養素のヒトの体の機能に与える作用，代謝機能調節，がん予防，老化防止などの健康増進機能およびその機序について論述する．

4.1 食物繊維

　生活習慣病は食生活と密接に関係しているといわれているが，その発生頻度は欧米諸国で高い．日本でも，近年の食生活の欧米化によって，脂質の摂取量がふえ炭水化物摂取量が減少するという食事組成の変化が起こり，それにともなう食物繊維摂取量の低下が指摘されている（序章参照）．食物繊維の摂取不足は，大腸がん，大腸憩室病，糖尿病，虚血性疾患，高脂血症，胆石症などの発症に深く関係することが疫学研究で示唆されている．

a. 食物繊維とは

　野菜や穀類などには繊維が多いといわれ，便通改善に繊維の多い食物をとることが古くから奨励されてきた．今日ではなじみ深い食物繊維（dietary fiber；DF）という言葉は，1953年にヒプスレイが用いた語に生理的意味を加えてトロウェルが1972年に定義づけしたものである．トロウェルは食物繊維を「人間の消化酵素の作用を受けない植物細胞の構造残渣」とした．しかし最近になって，柑橘類などに含まれるペクチンのような粘性多糖類，カニやエビに含まれるキチ

ンや軟骨成分の一つであるコンドロイチン硫酸のような動物起源の不消化成分も同じ性質をもつことが明らかになった．現在では「ヒトの消化酵素によって消化されない食物中の難消化性成分の総体」と定義されている．この難消化性成分のうち，低分子成分は生理作用の面から除外し，高分子成分を食物繊維とするのが一般的である．

「四訂日本食品標準成分表」までは便宜的に「粗繊維」という項目で示されていたが，そもそも粗繊維と食物繊維は異なる．粗繊維は，食品試料を1.25％硫酸と1.25％水酸化ナトリウムで順次煮沸し，残渣の有機成分の重量を測定したものである．ヒトの消化管内条件と大きく異なるために，セルロース，一部のリグニンとごく一部のヘミセルロース量しか反映していない．そこで，1985年にプロスキー法という酵素重量法が食物繊維定量の公定法とされた．「五訂日本食品標準成分表」にはその測定結果の一部が記載されている．プロスキー法では，乾燥粉末食品試料を微生物由来の耐熱性 α-アミラーゼ（pH 6.0，100℃，30分），プロテアーゼ（pH 7.5，60℃，30分），アミログルコシダーゼ（pH 4.5，60℃，30分）で順次処理する．このようにしてデンプンとタンパク質を酵素分解した液に，4倍容のエタノールを加えて沈殿物を得る．この沈殿物をエタノール，アセトンで洗浄した後，そこに含まれる非消化性タンパク質と灰分重量を差し引いたものを食物繊維とする．また，プロスキー変法では，水に不溶性の食物繊維（insoluble dietary fiber；IDF）と水溶性のSDF（soluble dietary fiber）をそれぞれ定量することができる．上記の酵素処理後にろ過すれば，ろ液にはSDFが含まれ，残渣はIDFである．

b. 食物繊維の分類

食物繊維は，後で述べる生理作用の面から，IDFとSDFに大別される（表4.1）．いずれも植物性食品に多く含まれる．IDFは植物細胞壁に由来し，主成分はセルロースやヘミセルロースのような単一あるいは複数の糖からなる高分子多糖類，および芳香族化合物の重合体のリグニンである．SDFは，細胞内の非構造性多糖類のペクチンやガム質などである．また，キチンやコンドロイチン硫酸は動物性食物繊維であり，IDFに含まれる．

c. 食物繊維の機能

食物繊維の機能は，その高分子化合物としての性質にもとづくことが多い．すなわち，保水性，イオン交換能，吸着能，ゲル形成能などである．また，食物繊

4.1 食物繊維

表 4.1　食物繊維の種類と主な成分

物 性	起 源	種 類	成 分
IDF (水不溶性)	植物性食品 (細胞壁の構造物質)	セルロース	β-D-グルカン
		ヘミセルロース (非セルロース多糖類)	キシラン マンナン ガラクタン
		プロトペクチン	ガラクツロナン
		リグニン	フェニルプロパンの重合体
	動物性食品	キチン	ポリグルコサミン
		コンドロイチン硫酸	硫酸化ムコ多糖
SDF (水溶性)	植物性食品 (非構造物質)	ペクチン	ガラクツロナン
		ガム質	ポリウロニド
		粘質物	グルコマンナン ガラクトマンナン
		海藻多糖類	アルギン酸ナトリウム カラゲニン
	食品添加物	多糖類誘導体	メチルセルロース カルボキシメチルセルロース
		合成多糖	ポリデキストロース

維の多くは消化管の下部で腸内細菌によって発酵するが，その発酵産物は大腸細胞のエネルギー源となり，また大腸のぜん動を刺激するなど，大腸の機能を補助している．これらの機能はほぼすべての食物繊維に共通するが，各機能の強さは食物繊維の種類によって異なる．食物に含まれる食物繊維が消化管の各部位で示す特性を図4.1にまとめた．

1) 肥満防止　IDFは食物の咀嚼回数を増加させることで唾液や胃液の分泌を促すので，結果として食塊の容量を大きくする．SDFは胃で膨潤することで食塊の体積をふやし，粘性を上げ，食物の胃内滞留時間を長くする．したがって，IDFやSDFを多く含む食物は満腹感を与えやすい．つまり，食物の過剰摂取を防いで肥満を防止することにつながる．

2) コレステロール上昇抑制　食物繊維は血中LDLコレステロールの上昇を抑えるが，とくにSDFが効果的といわれている．その作用機序は，食物コレステロールの吸収抑制，コレステロールの異化・代謝・排泄の促進，コレステロールから合成されて消化管に分泌された胆汁酸の回腸からの再吸収を阻害してコ

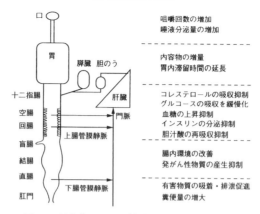

図4.1　消化管における食物繊維の作用部位と作用

レステロールの代謝・排泄を促進するなどである．また，食物繊維の大腸内発酵で生成する短鎖脂肪酸が血清コレステロールを下げるとも考えられている．

　3）　**血糖値上昇抑制**　　SDFは高い粘性を有するので，十二指腸や空腸の内容物の拡散速度と移動速度を遅くする．その結果，グルコースの吸収を緩慢にして血糖値の上昇を抑える．したがって，血糖値の上昇に対応しているインスリン分泌も緩慢になり，糖尿病の軽減，あるいは予防に役立つ．

　4）　**便通の改善**　　IDFは結腸や直腸で便容積を増大させ，排便を促進する．これによって便通が改善される．その結果，食品に混入しているさまざまな有害物や，腸内細菌によって生成した二次胆汁酸やアミン類などの有害物の排泄が促進される．

　5）　**有害物質の除去**　　食物繊維の摂取は，有害物の毒性軽減に役立つことが明らかにされている．たとえば，調理時に生じる発がん物質のヘテロサイクリックアミン（heterocyclicamines）は体内吸収後に発がん性を示すが（4.3.7項参照），同時に食物繊維を摂取するとその発がん性が下がることが動物実験で示されている．これは食物繊維に，イオン交換能や物質吸着能で有害物質を捕獲して体内吸収を阻止し，糞便に排泄させるという作用があるからである．

　6）　**腸内環境改善作用**　　一部の種類の食物繊維，とくに次項で述べるオリゴ糖は，盲腸以下の大腸でビフィズス菌や乳酸菌の繁殖をたすける．ビフィズス菌は，乳幼児では腸内の優勢菌であるが，加齢とともに減少する．腸内細菌の中に

は，ニトロソアミンなどの発がん物質，インドール，フェノール，p-クレゾール，二次胆汁酸などの発がん促進物質，肝臓毒のアンモニアなどを産生するものがある．ビフィズス菌や乳酸菌が優勢であれば，これらの腐敗に関与する菌類の増殖を抑え，有害物質の生成を抑えて大腸がんのリスクを下げることができると考えられている．しかし，ビフィズス菌は熱，胃酸，酸素に弱いので，食事でとって腸内で増殖させるわけにはいかない．オリゴ糖は大腸などで発酵し，酢酸，プロピオン酸，酪酸などの短鎖脂肪酸や，乳酸などの有機酸を産生して腸内のpHを下げ，ビフィズス菌や乳酸菌が生育しやすい環境をつくる．さらに，短鎖脂肪酸は腸の運動を刺激し，大腸上皮細胞のエネルギー源となるため，消化管の活動を健全に保つ．オリゴ糖のように，腸内で有用微生物の増殖を促す効果のある物質を食品成分として補強することを，プレバイオティクスとよんでいる．またビフィズス菌のように，保健効果があると思われる腸内の有用微生物を生菌として食品に補強することを，プロバイオティクスとよんでいる．

7) **免疫応答調節**　食物繊維の中には，腸上皮細胞に存在する受容体を介して，血中へのサイトカインやプロスタグランジン分泌調節などをするものがある．この作用は免疫応答能を改善することで，アレルギー軽減，感染症予防，炎症軽減，がん予防，血栓症予防などにつながる．これらの機能性が報告されている食物繊維に，ビフィズス菌や乳酸菌の細胞壁を構成している多糖，キノコ類の$β$-グルカン類，褐藻に含まれるフコイダンなどがある．

d. 食物繊維の所要量

食品中の食物繊維量を表4.2にまとめた．その含量は，玄米と精白米を比較すればわかるように，同じ食品ならば精製度の低いものの方が高い．しかし，含量だけでなく，一食でどれくらい食べるかということも考える必要がある．野菜はサラダなどの生のままではあまり多くを食べることができないが，「煮付け」や「おひたし」にするとかさが減って多くを食べることができる．

食物に含まれる食物繊維は単一ではなく，さまざまな成分がまざり合ったものである（表4.1）．それぞれの成分の機能は，IDFとSDFが違った生理作用を示すように，かなり異なる．さまざまな機能をもつ成分の混合物であるからこそ，複合的に私たちの体に好ましい効果を示すといえる．また，食物繊維の効果は野菜などの食物としてとる方が好ましく，効果発現のためにはある程度以上の量をとる必要がある．

表 4.2 食物中の食物繊維含量と一食あたりの食物繊維量（主要食品の食物繊維測定結果の概要，栄養日本，1990 から抜粋）

食品名	生重量あたりの食物繊維量（%）	標準一食量（%）	一食あたりの食物繊維量（g）
オートミール	7.5	40	2.98
小麦粉	2.1	70	1.48
小麦胚芽	11.1	10	1.11
玄米	2.9	100	2.92
精白米	0.7	100	0.72
しらたき	3.6	100	3.62
サツマイモ	2.3	100	2.32
ジャガイモ	1.4	100	1.35
インゲンマメ	19.8	20	3.95
納豆	9.6	40	3.84
おから	9.4	40	3.77
カリフラワー	1.7	70	1.20
かんぴょう	25.8	10	2.58
キャベツ	1.4	40	0.57
キュウリ	0.9	40	0.34
ダイコン	1.3	100	1.34
切り干し大根	17.9	20	3.58
トマト	0.8	100	0.79
ハクサイ	1.1	100	1.09
ブロッコリー	2.7	70	1.87
ホウレンソウ	2.5	70	1.75
モヤシ	1.4	70	0.97
黒キクラゲ	74.2	2	1.48
干しシイタケ	43.4	2	0.87
あおのり	38.6	2	0.77
まこんぶ	28.6	10	2.86
寒天	81.3	2	1.63
ヒジキ	54.9	10	5.49
ワカメ（素干し）	38.0	2	0.76

食物繊維は酵素重量法で測定．

食物繊維の適正摂取量は明確に定められていないが，毎日 1 回，形のしっかりした柔らかめの便が出て，それが水中で浮くようであればよいとされている．また，「日本人の食事摂取基準（2015 年版）」では，食物繊維の摂取量は 14 g/1,000 kcal が理想とされている．

4.2 オリゴ糖

　食物繊維と同様に消化されず，盲腸以下の大腸に達して腸内環境を改善する食品成分としてオリゴ糖がある．オリゴ糖は数個の単糖からなる成分の総称であるが，多くは植物性で，大豆，タマネギ，アスパラガス，ゴボウ，砂糖大根（テンサイ）などに含まれている．動物では母乳に少量が含まれているにすぎない．最近は糖質化学の進歩で，単糖数が10をこえるオリゴ糖も利用されるようになった．大豆（豆の乳清）から大豆オリゴ糖が，また糖転移反応を利用してショ糖からフルクトオリゴ糖が，乳糖からガラクトオリゴ糖が，イソマルトースからイソマルトオリゴ糖が調製されている．これらの構成糖はいずれも，グルコース，フルクトース，ガラクトースである（図4.2）．

　一部のオリゴ糖にはミネラルの吸収をたすける作用がある．実験動物にフルクトオリゴ糖を与えると，カルシウム，マグネシウム，鉄の吸収を促進し，骨密度を上げて骨粗鬆症を予防することが明らかにされている．ガラクトオリゴ糖やラフィノースにも同様の作用がある．

4.3　植物性食品に含まれる非栄養素

　植物性食品に含まれる非栄養素のフラボノイド・ポリフェノール類，カロテノ

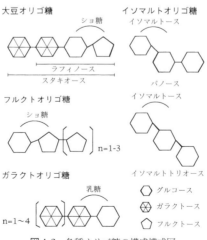

図4.2　各種オリゴ糖の構成模式図

イド・キサントフィル類，テルペノイド類，システイン誘導体類およびアルカロイド類の機能は，抗酸化能とタンパク質機能調節作用に大別できる．いずれも，がんなどの生活習慣病予防に関係する作用である．抗酸化能とは，5.3節で詳しく述べる活性酸素の毒性を抑える作用である．タンパク質機能調節作用とは，さまざまなレセプタータンパク質に作用し，遺伝子発現を促して体の機能を調節する（1.2.2項参照），あるいは酵素に直接作用して活性を調節する作用である．本節ではその多様な機能の概略を述べるが，すべてがヒトで証明されているわけではない．これらの機能成分はいずれも日常食品の成分であるために，ヒト体内での代謝排泄系がほぼ確立しており，多くのものはすみやかに分解あるいは体外排泄され，機能を示す有効な形態で体内に存在する時間は短く，濃度も低い．したがって，実験で把握できるほど明確な効果を示すものは少ない．むしろ明確な効果を示す成分は，それだけ代謝系に負担をかける有害物質ともいえる．また，一度に多量に摂取することも好ましくない．本節で取り上げる機能成分は，毎日適量を摂取することにより少しずつ体の機能を調節しており，長い目でみると生活習慣病を予防していると考えられる成分である．

4.3.1　ポリフェノール・フラボノイド類
a.　ポリフェノール・フラボノイドとは

　植物が，紫外線による傷害を防ぐために，また病害虫や菌から身を守るために生産する成分と考えられている．ポリフェノール（多価フェノール）はベンゼン環に複数の水酸基（-OH）あるいはメトキシ基（$-OCH_3$）をもつ化合物の総称で，フラボノイドはその中の一群である．ポリフェノールは日常食品には270万種類が含まれているといわれている．種類が多いのは，植物にはポリフェノールの骨格構造（アグリコンとよぶ）に糖が一つあるいは複数ついた形態（配糖体）で含まれており，糖の種類と数，結合様式が多様だからである．しかし，生体内で機能を示すのはアグリコンであり，配糖体や以下で述べる抱合体になると生理活性はきわめて弱くなる．図4.3にポリフェノールをアグリコンの構造で分類し，代表的なものをあげた．

b.　吸収・代謝

　ポリフェノールの配糖体を摂取すると，多くの場合消化管内で加水分解されて糖がはずれたアグリコンとして体内へ吸収される．そして，小腸細胞内ですみやかにUDP-グルクロン酸転移酵素によってグルクロニド抱合，あるいは硫酸転移

4.3 植物性食品に含まれる非栄養素

フェニルプロパノイド類（Ⅰ）

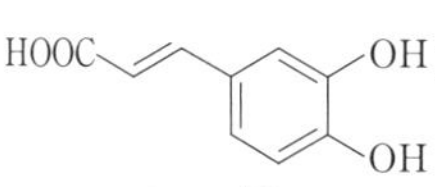

カフェ酸 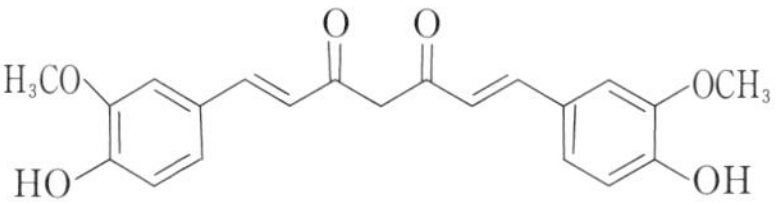　　　クルクミン 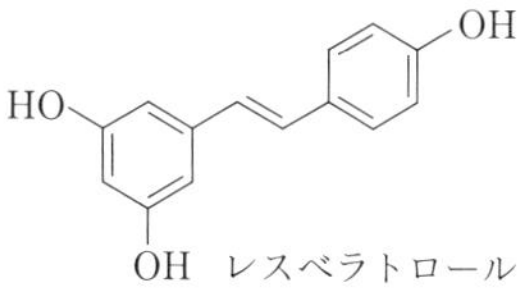　　　レスベラトロール

アントラキノン類（Ⅱ）

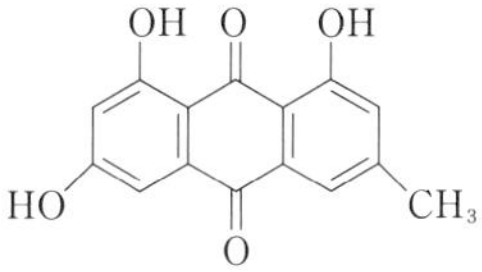

エモジン

フラボノイド類

フラボン類（Ⅱ） 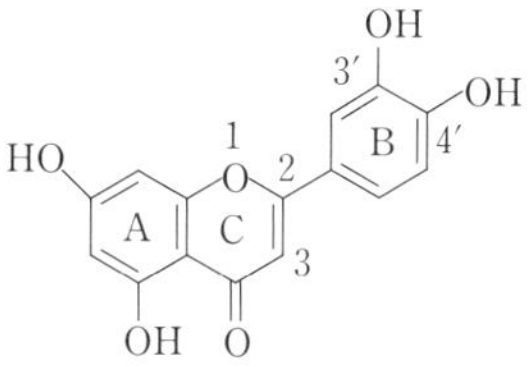
ルテオリン

イソフラボン類（Ⅲ） 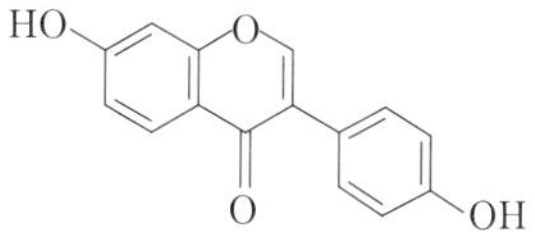
ダイゼイン

フラボノール類（Ⅱ） 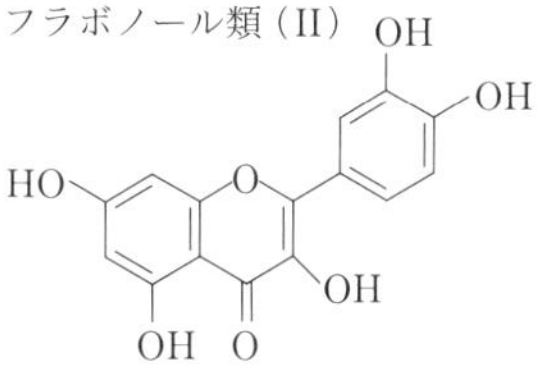
ケルセチン

フラバノン類（Ⅲ） 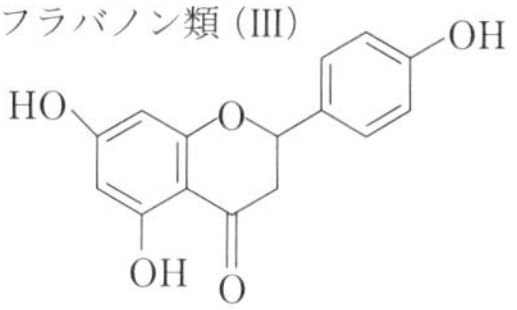
ナリンゲニン

アントシアニジン類（Ⅱ） 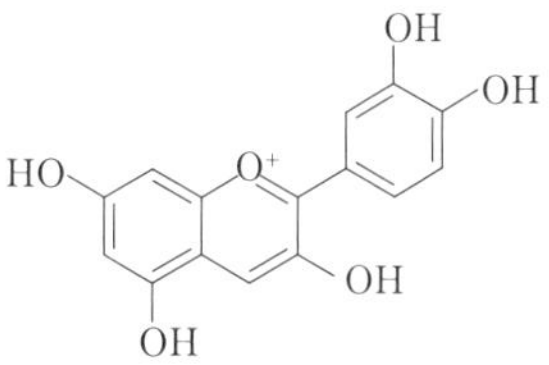
シアニジン

カテキン類（Ⅲ） 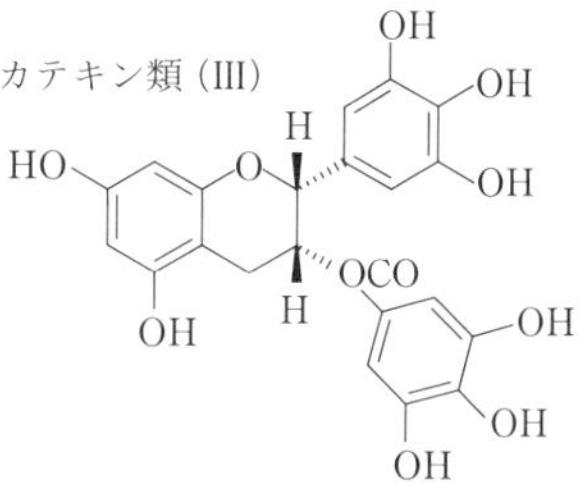
エピガロカテキンガレート

図 4.3　植物性食品に含まれるポリフェノール・フラボノイド類の分類
アグリコンの構造でフェニルプロパノイド，アントラキノン，フラボノイドの3群に大別できる．フラボノイドはさらに六つに分類できる（ほかにオーロン，カルコン，フロレチンがあるが，食品では少量成分なので省略した）．それぞれに代表的なアグリコン名と構造を示した．

酵素によって硫酸抱合され（4.3.7.d 項参照），大部分が再び小腸腔内へ排泄される．したがって，吸収率は摂取量にかかわらず低い．ケルセチンの配糖体をヒトに摂取させた例をあげると，68 mg の 1 回摂取で体内濃度は約 $1.5\,\mu$M であり，1 g という多量を 28 日間連続して摂取しても $1.5\,\mu$M を超えなかった．そして摂取後 25 時間ですべてが尿に排泄され，体内半減期は 2〜9 時間であった．しかも，体内形態はほとんどが抱合体であった．ほかのポリフェノール類も，おおよそ同様に吸収代謝されると考えられている．つまりポリフェノール類は，体内では生理活性を示すアグリコンとして存在する量が少なく，排泄も非常に速い．しかし，ここに栄養機能化学上の意義がある．代謝・排泄が速いということは，その摂取で明確な効果を期待することはできないが，蓄積して副作用を示しにくい安全な成分であることを意味している．ポリフェノール類は毎日摂取することで体内濃度を保ち，少しずつ体の機能を補助する成分であるといえる．

c. 機　　能

図 4.3 の分類にかかわらず，ほとんどのポリフェノールが抗酸化能を有している．しかし生体内濃度は低いので，低濃度でも強い抗酸化能を示すもののみが有効である．一般的に，水酸基が隣接して結合しているカテコール（オルトジオール）構造のポリフェノールが有効と考えられている．また，ポリフェノール類は共役環構造を有するので，紫外線や放射線のエネルギーを吸収する．ヒトで紫外線による皮膚がんを抑えたという報告，動物実験で γ 線照射による傷害を抑えたという報告がある．

　タンパク質機能調節作用は，ポリフェノール類の立体化学構造によって作用するタンパク質が異なる．そこで，立体構造の違いを図 4.3 で 3 群に分類した．I 群に分類される成分のうち，クルクミンは体内異物を抱合して解毒排泄する酵素類（4.3.7.d 項参照）を誘導すると報告されている．II 群には次の活性が認められている．ダイオキシンなどの脂溶性異物を認識して多様な遺伝子を発現させ，免疫不全，催奇形性，発がんなどを促すアリール炭化水素受容体の機能を調節する．CYP 酵素の活性を抑える（4.3.7.d 項参照）．アレルギーを軽減する．消化管内で誘導型シクロオキシゲナーゼと NO 合成酵素（5.2.2 項参照）の発現を抑えて大腸がんなどを予防する．カルシウムイオン，NO，cGMP の産生を調節して血管に弛緩を誘導する．プロテインキナーゼの活性を調節して，がん細胞の増殖に休止期を誘導，またその転移を抑える．III 群のイソフラボン類には，次の活

性がヒトで認められている．エストロゲン受容体に作用して，エストロゲン分泌異常による乳がん，前立腺がん，子宮がん，骨粗鬆症などを予防する．また，カテキン類はグルコース輸送担体（2.2.a 項参照）の機能を調節して血糖値を正常に保ち，結果として肥満を抑え，糖尿病を軽減する．フラバノンのヘスペリジンは動物試験で，骨代謝にかかわる酵素を調節して骨粗鬆症を予防することが認められている．

d. 含まれる食品

ポリフェノールが含まれる食品を表 4.3 にまとめ，新鮮素材に含まれるポリフェノールの量を図 4.4 に示した．茶などの飲料素材は多量に含んでおり，根菜類は少ない．しかし，茶葉は一度に数 g しか用いないが，根菜類は一度に 100 g 以上食べるので，日常摂取量を考えるとほぼ同じである．

4.3.2 カロテノイド・キサントフィル類

a. カロテノイド・キサントフィル類とは

カロテノイドとは，長鎖の共役二重結合構造（イソプレン骨格）で構成されている化合物の総称である．自然界には 1,400 種類余り存在するが，ヒトが日常摂取しているのは 40 種類ほどである．カロテノイドは，その化学構造に酸素を含むものと含まないものに大別でき，含むものをとくにキサントフィル類とよぶ．食品中のカロテノイド・キサントフィル類の代表的なものを図 4.5 にあげた．

表 4.3　ポリフェノールを豊富に含む食品

ポリフェノールの分類	代表的ポリフェノール	食品
フェニルプロパノイド類	クロロゲン酸，カフェ酸	ほとんどすべての植物性食品，とくに根菜類
フラボン類	アピゲニン，ルテオリン配糖体	ハーブ類と柑橘類（パセリ，セロリ，レモンなど）
フラボノール類	ケルセチンとケンフェロールの配糖体	葉野菜類全般，果物，茶類
イソフラボン類	ダイジン（ダイゼインの配糖体）	大豆，イナゴ豆
フラバノン類	ナリンゲニンとヘスペレチンの配糖体	柑橘類
カテキン類	エピガロカテキンガレート	茶類，ココア
アントシアニン類	アントシアニン	紅紫色の野菜・果物（イチゴ類，ナス，黒豆など）
アンスラキノン類	エモジン，レイン	薬草（ダイオウなど）

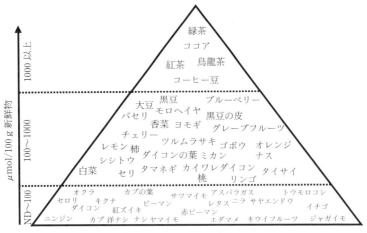

図4.4 食品のポリフェノール含量ピラミッド

b. 吸収・代謝

β-カロテンなどの化学構造に酸素を含まないカロテノイド類の一部は，小腸上皮細胞でジオキシゲナーゼによって酸化開裂され，ビタミンA類縁化合物として体内吸収される（3.4.3.a項参照）．その他のカロテノイドとキサントフィル類はそのままの形で吸収される．ヒトはカロテノイド・キサントフィル類を体液や組織に蓄積しやすい動物と考えられている．吸収率は調理の仕方などによって異なり，β-カロテンの吸収率は，ニンジンやホウレンソウを油で調理すると50％以上だが，生では10～40％ほどである．また，一度に多くとると吸収率は下がる．一方，キサントフィル類の吸収率は1～7％と見積もられている．

c. 機　　能

表4.4に，体内でビタミンAに変換されるプロビタミンA活性を有する，食品中のカロテノイドをあげた．β-カロテンがもっとも強いプロビタミンA活性を示す．これらは3.4.3.a項で述べた機能に加えて，核内レセプターに結合して遺伝子発現を調節する機能も有する（1.2.2.a項参照）．

カロテノイド・キサントフィル類は体内で強い抗酸化能を示し，特異的に一重項酸素を消去する（表5.2参照）．一重項酸素から励起エネルギーを受けとることでこれを消去し，カロテノイド自身は受けとったエネルギーを熱エネルギーとして放出して，もとのカロテノイドに戻る．このように，カロテノイドは何回で

4.3　植物性食品に含まれる非栄養素　　　145

炭化水素カロテノイド

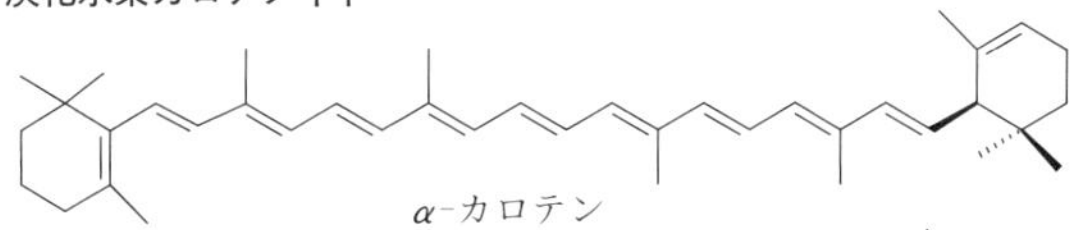

α-カロテン

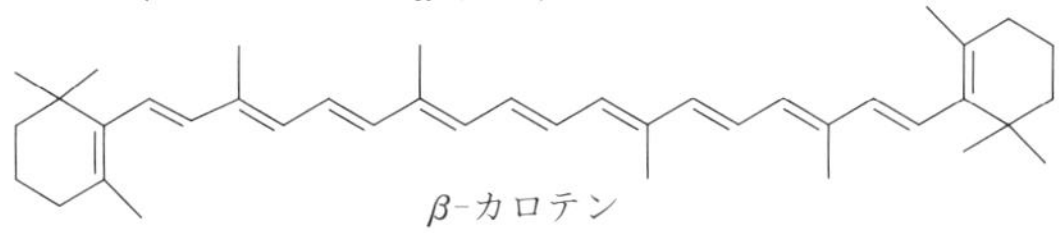

β-カロテン

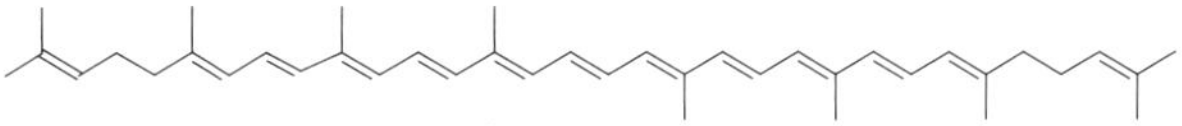

リコペン

キサントフィル

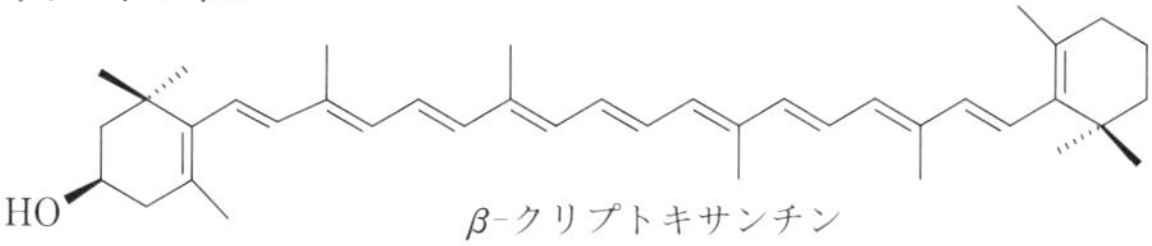

β-クリプトキサンチン

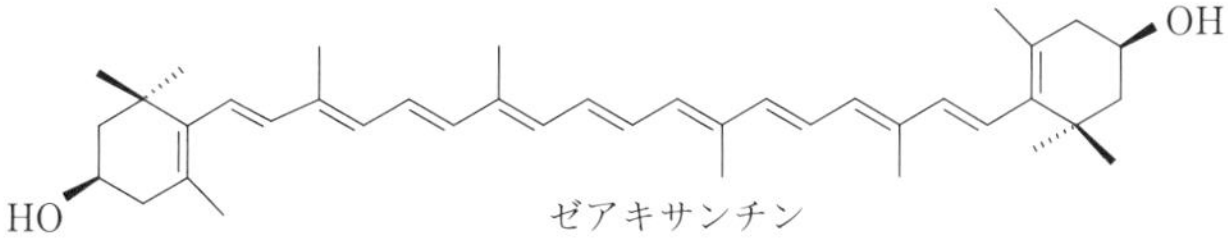

ゼアキサンチン

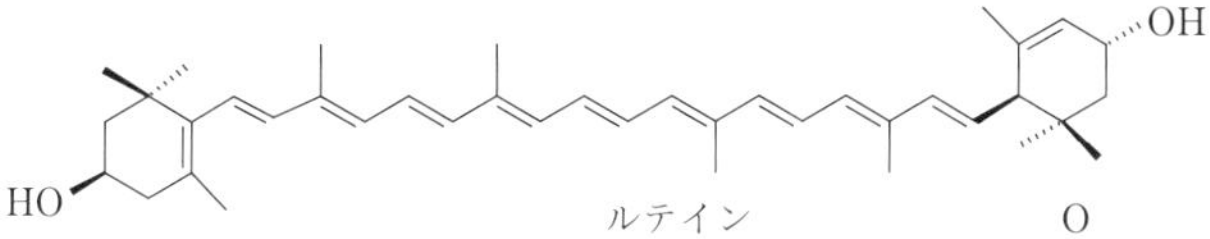

ルテイン

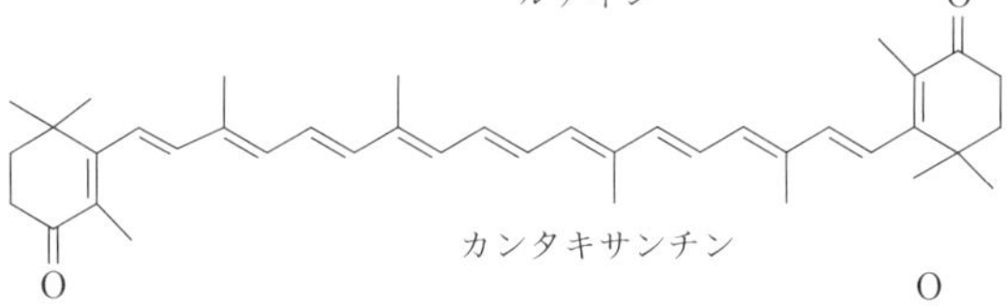

カンタキサンチン

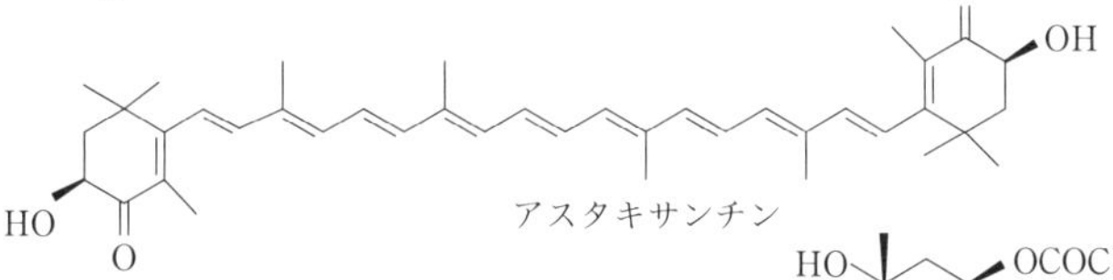

アスタキサンチン

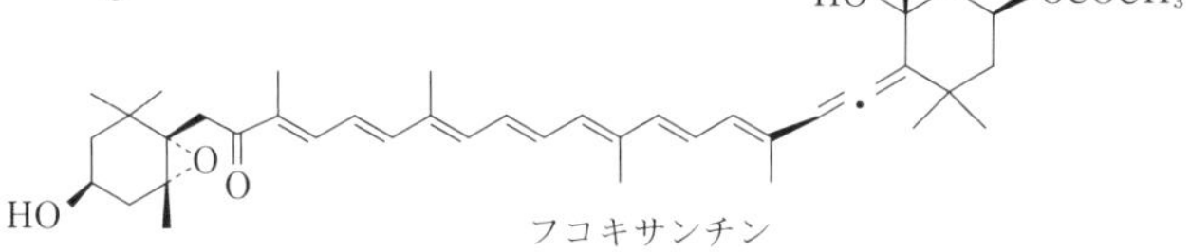

フコキサンチン

図 4.5　食品に含まれる主なカロテノイドの例

表4.4 カロテノイドのプロビタミンA活性

カロテノイド	活性（％）
β-カロテン	100
α-カロテン	50～54
γ-カロテン	42～50
β-ゼアカロテン	20～40
3,4-デヒドロ-β-カロテン	75
β-カロテン-5,6′-エポキシド	21
β-カロテン-5,8′-エポキシド	21
β-アポ-8′-カロテナール	72

も一重項酸素を消去できるが，活性には9個以上の共役二重結合が必要である．これを満たさないビタミンAには消去活性はなく，もっとも活性が強いのはリコペンである．キサントフィルのアスタキサンチンやカンタキサンチンは，β-カロテンよりも消去活性が強い．また，脂質ペルオキシラジカルなどのラジカルを，ビタミンCやEと協同して捕獲する．このような抗酸化能を利用して発がんを予防したという臨床例がある．肝硬変は5年後には約半数の人が肝がんに移行するが，肝硬変の患者にリコペン，α-，β-カロテン，ビタミンEなどの混合錠剤を毎日与えると，4年後には明確な差が現れ，カロテノイドを摂取した人の肝がん移行率は摂取していない人の約1/3であった．

またキサントフィル類の一部は，細胞分裂を制御するシグナルタンパク質の機能を調節して，腫瘍細胞の増殖を抑えることが動物実験で明らかにされている．

d．含まれる食品

カロテノイド・キサントフィル類は緑黄色野菜，果実，藻類に多く含まれている．表4.5にカロテノイドを含む食品の例をあげた．

4.3.3 テルペノイド類

テルペノイドはイソプレン（$CH_2=C(CH_3)CH=CH_2$）を構成単位とする植物成分の総称である．イソプレン2単位からなるものをモノテルペノイド，3単位をセスキテルペノイド，4単位をジテルペノイド，6単位をトリテルペノイドとよぶ．上で述べたカロテノイド・キサントフィル類はテトラテルペノイドである．ここでは，図4.6にあげたようなトリテルペノイド以下の低分子のものについて述べる．吸収・代謝の情報がないので，機能と含まれる食品を説明する．

モノテルペノイドの多くは揮発性で，独特の香りを発する．たとえば，メント

表 4.5 野菜，果物およびその加工品中の各カロテノイドの濃度

野菜 果物 加工品名	カロテノイド（μg/100 g, 可食部，生）					
	α-カロテン	β-カロテン	γ-カロテン	クリプトキサンチン	ルテイン[*1]	リコペン
ニンジン	530	7,600	nd[*2]	—[*3]	300	—
パセリ	—	5,600	—	—	10,200	—
トマトケチャップ	—	5,000	nd	nd	210	9,900
ホウレンソウ	—	3,300	—	—	4,400	—
セロリ	—	2,900	nd	nd	7,200	—
ブロッコリー	tr[*4]	1,000	nd	24	1,800	—
レタス	tr	980	—	—	1,800	—
トマト	—	660	170	nd	100	3,100
アンズ（缶詰）	—	560	nd	tr	3.5	nd
スイカ	tr	230	nd	nd	14	4,500
キュウリ	tr	130	—	—	470	—
白キャベツ	tr	66	nd	—	150	—
オレンジ	19	38	nd	nd	27	nd
リンゴ	—	12	—	—	48	—
イチゴ	—	8.9	—	—	31	—
グレープフルーツ	tr	2.3	nd	3.3	9.5	—

[*1]；ルテイン＋ゼアキサンチン，[*2]；測定せず，[*3]；0.5 μg/100 g 以下，[*4]；痕跡．

ールはミント類の，リモネンはオレンジの，シトラール（ゲラニアールとネラールの混合物）はレモンの香りである．より高分子のテルペイドには，呈味性を示すものがある．ステビオシドはステビアに含まれるジテルペン配糖体で，グリチルリチンは甘草のトリテルペン配糖体で，砂糖の 50〜300 倍の甘味を有する．一方，ウリ類に含まれるトリテルペンのククルビタミン A や，柑橘類の果皮に存在するリモニンは苦味を呈する．

抗がん効果が期待されているテルペノイドもある．ペリラアルコールやリモネンはジンジャーグラス（イネ科）に含まれるが，米国では臨床試験が行われている．ニガショウガ（ショウガ科）の成分のゼルンボンはシクロオキシゲナーゼと NO 合成酵素の誘導を抑制するので，大腸がんを予防すると考えられている．ローズマリーに含まれるジテルペノイドのロスマノールは抗酸化能，抗菌活性，消臭効果が顕著である．

ギンコライド A はイチョウ葉エキスに含まれるジテルペノイドだが，局所ケミカルメディエーター（1.2.2.a 項参照）や血小板活性化因子と拮抗することで脳血流を促進する作用が強く，諸外国では医薬品として扱われている．高麗ニン

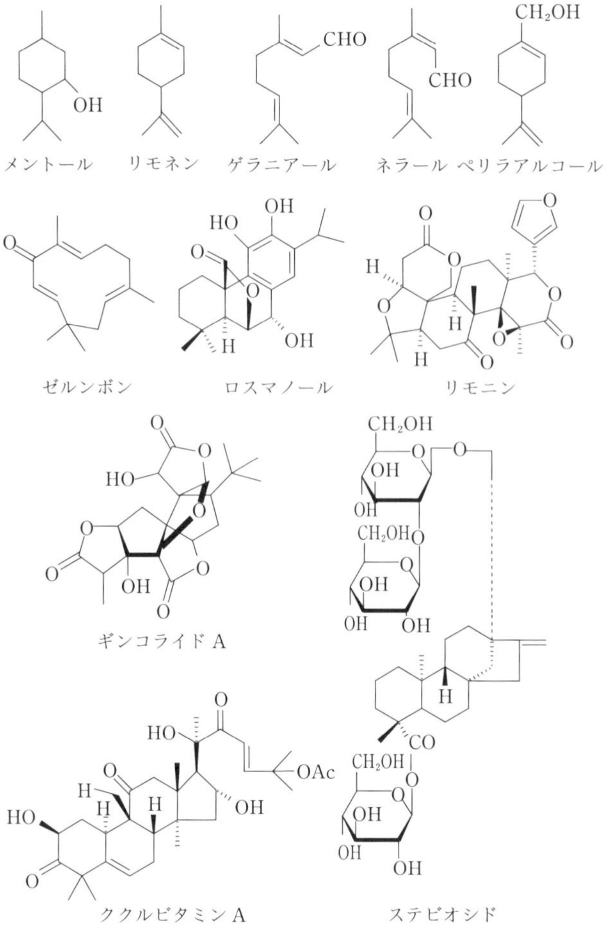

メントール　リモネン　ゲラニアール　ネラール　ペリラアルコール

ゼルンボン　ロスマノール　リモニン

ギンコライドA

ククルビタミンA　ステビオシド

図4.6　機能性テルペノイドの例

ジンの活性成分は，ジンセノシドと総称されるトリテルペンサポニン（サポニンとは，多環式化合物をアグリコンとする配糖体のこと）である．これには，血糖値調節，血圧降下，発がん抑制作用などがあるといわれている．

4.3.4　システイン誘導体類

食品に含まれる主な含硫化合物はシステイン，メチオニン，タウリンなどのアミノ酸類である．しかしこれら以外に，特徴的な機能をもつ非アミノ酸性含硫化合物がある．その代表的なものを図4.7にあげたが，これらの吸収・代謝は不明

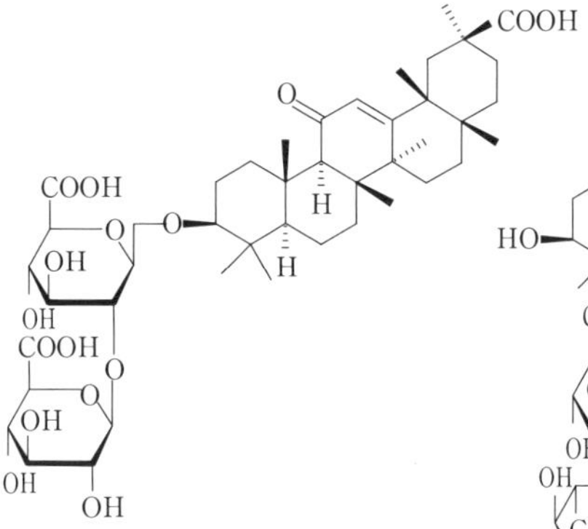

4.3 植物性食品に含まれる非栄養素

グリチルリチン

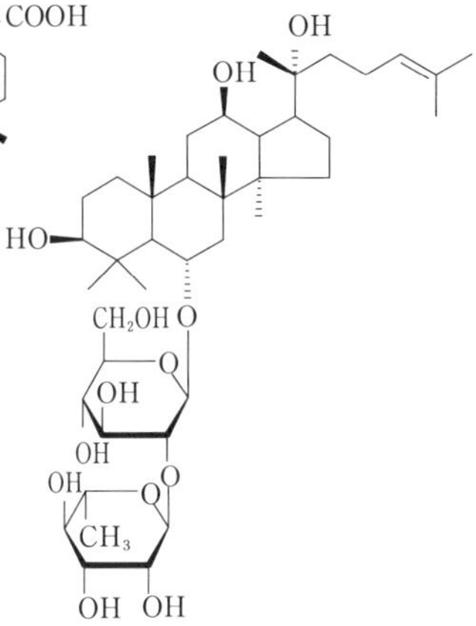

ジンセノシド R_{g2}

図 4.6 (つづき)

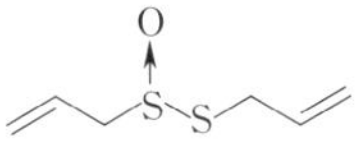

アリシン

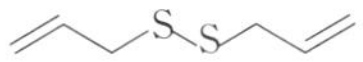

ジアリルジスルフィド

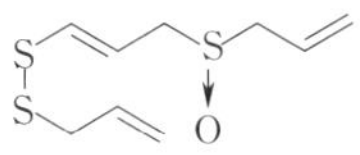

(E)-アホエン

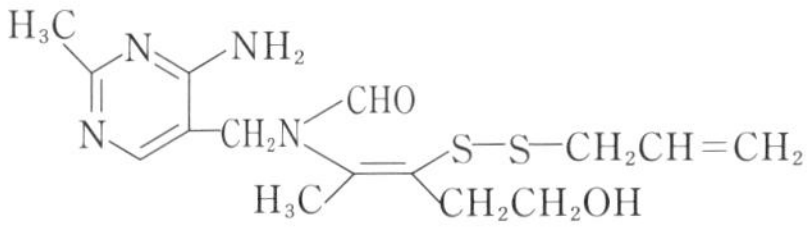

アリチアミン

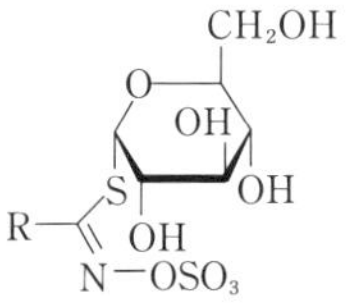

グルコシノレート

$R-N=C=S$
イソチオシアネート

$R-C\equiv N$
ニトリル

$R-S-C\equiv N$
チオシアネート

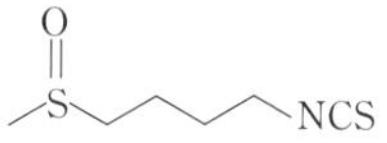

スルフォラファン

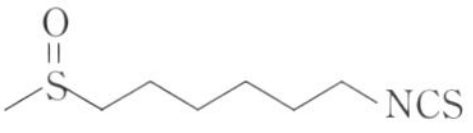

6-メチルスルフィニルヘキシル
イソチオシアネート

図 4.7 機能性含硫化合物の例

なので,ヒトで認められている機能を述べる.

ネギ科植物,とくにニンニクにはシステインのSにアルケニル基が結合した

化合物が多く含まれている．これらは，調理などで傷をつけると細胞中に存在するアリイナーゼが作用して，アリシンなどに変化する．アリシンは不安定で，ジアリルスルフィド類に分解する．これらがニンニク特有臭の源である．アリシンやジアリルスルフィド類は消化管内で，抗菌，抗真菌，抗ウイルス，抗原虫，抗寄生虫作用を示す．また，ニンニク摂取量の多い地域では，胃がん，食道がん，大腸がんの発生率が低い．抗がん効果は動物実験でも確認されているが，抑制効果があるのは消化管のがんに対してであり，肺がんや乳がんなどに対する効果は認められていない．その作用機構は，ジアリルスルフィド類が薬物代謝の1相酵素活性を抑え，同時に2相酵素のグルタチオン S-転移酵素（glutathione S-transferase；GST）活性を増強させることによると考えられている（4.3.7.d項参照）．アリシンは消化管内でチオール型のチアミンと反応してアリチアミンを生じる．アリチアミンは腸管吸収性が高く，腸内細菌によって分解されにくいので，活性持続型ビタミン B_1 といわれている．また，アリシンからアホエンなどが生じるが，これらは肝臓でのコレステロールや脂肪酸合成を抑制することが明らかにされている．ネギ，タマネギ，ワケギなどのほかのネギ科食品にも，量の多少はあるが，同様の含硫化合物が含まれている．

ブロッコリー，ワサビ，カラシナなどのアブラナ科植物は，グルコシノレートを含んでいる．調理などで傷がつくとミロシナーゼが糖をはずし，イソチオシアネート，ニトリル，チオシアネート類を生成する．これらが辛味成分である．そして1相酵素活性を抑え，2相酵素活性を増強することで発がんを抑制する．とくに，イソチオシアネートのスルフォラファンは2相酵素活性を強く誘導してがんを抑えることが動物実験で確認され，ヒトにも応用されている．また，ワサビの6-メチルスルフィニルヘキシルイソチオシアネートも2相酵素活性を顕著に誘導し，強い血小板凝集阻害活性も示す．

4.3.5　その他の機能成分

図4.3ではフェニルプロパノイド類の例としてカフェ酸，クルクミン，レスベラトロールをあげた．フェニルプロパノイド類はフェニルアラニンから生合成されるが，多量体などを形成する多様な化学構造のポリフェノールであり，水酸基の有無にかかわらず生理活性を示す．リグニンはフェニルプロパノイドの高度重合物であり，植物の維管束細胞壁を構成する物質である．これを摂取すると一部が消化管内で加水分解されて，フェニルプロパノイド2単位のリグナンとなる．

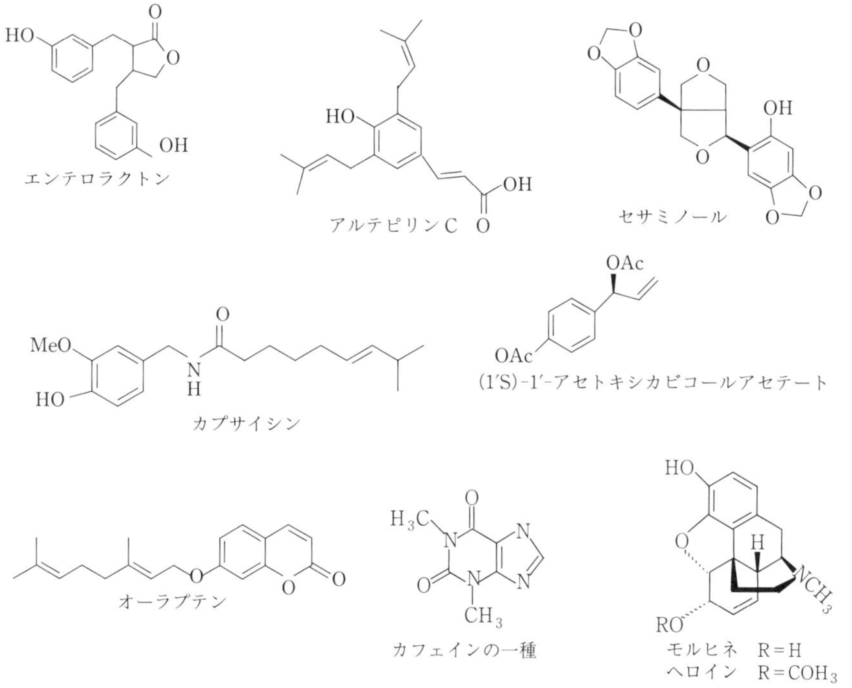

4.3 植物性食品に含まれる非栄養素　　　　　　　　　　　　　　　　　　　　151

図 4.8　機能性フェニルプロパノイドとアルカロイドの代表例

　その一つのエンテロラクトンは，エストロゲン様の作用を示す（図4.8）．ゴマ油にもリグナンが多く含まれており，その一つのセサミノールは顕著な抗酸化能を示す．また，ナンキョウに含まれる（1'S)-1'-アセトキシカビコールアセテートや，ナツミカンのオーラプテンは発がん抑制効果があることが動物実験で認められている．ブラジル産プロポリスに特異的に含まれるアルテピリンCは，抗酸化能と腫瘍細胞の増殖抑制作用で発がんを抑えることが動物実験で認められている．

　香辛料成分は消化管の機能を活性化する．トウガラシの辛味成分はカプサイシンだが（図4.8），ヒトの小腸組織上にはカプサイシン感受神経が存在する．カプサイシンが作用すると，神経伝達物質の一つのサブスタンスPが放出される．これが腸管筋肉のコリン作動性神経に作用し，アセチルコリンを分泌させることで消化管の迷走神経を活性化させる．化学構造が似ているコショウの辛味成分の

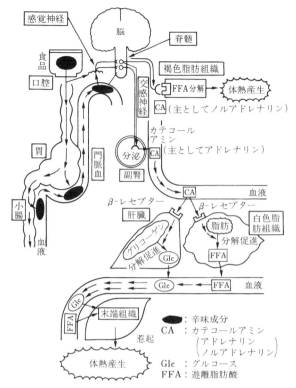

図4.9 香辛料辛味成分摂取によるエネルギー代謝亢進の作用機構

ピペリンや，ショウガのジンゲロンも同じ作用をもつ．また，体内では異化（タンパク質，脂質，糖質などを分解する系）を促進する．ヒトは適度の運動で「心地よさ」を覚えるが，それは体が運動による適度の異化の促進を必要とするからである．カプサイシンなどは，図4.9に示したように，交感神経活動を高めアドレナリン，ノルアドレナリンの分泌を促進することによって脂質代謝，エネルギー代謝，体熱産生（体温を上げる）などの異化を促進する．その結果「心地よさ」を与え，さらにそれが「嗜好性」として記憶される．

　アルカロイドとは，その化学構造に窒素を含み，塩基性を示す化合物の総称である．代表例として，コーヒーや茶に含まれるカフェインと鎮痛薬のモルヒネ・ヘロインを図4.8にあげた．アルカロイドの作用は体感できるほど顕著だが，その多くは栄養機能ではなく薬理的作用である．

キノコ類はβ-グルカンとよばれる多糖を含んでいる．シイタケのレンチナン，カワラタケのクレスチン，スエヒロタケのシゾフィラン，マイタケのMT-1，ヒメマツタケのアガリクスなどである．詳細な作用機構は不明だが，免疫系に作用して腫瘍壊死因子などの分泌を促し，一部のがんを抑えることがヒトで知られている．エビなどの甲殻類に含まれる多糖のキチン・キトサンも，抗がん作用があるといわれている．

ほかに，非栄養素ではないが特筆すべき機能性物質がある．ヒトはさまざまなタンパク質を摂取している．それらは消化管内で加水分解され，アミノ酸として吸収されるが，一部は低分子ペプチドとして吸収される．そのペプチド類の中に，鎮痛，学習促進・抗健忘，血圧降下などの顕著な作用を示すものがある．それらのペプチドに対する受容体が体内に存在し，受容体を介して中枢に作用していることが動物で，一部はヒトで明らかにされている．

4.3.6 抗酸化能と病気予防

序章で述べたように，がん，循環器疾患，糖尿病などの生活習慣病は食生活に深く関係している．これらの疾患の直接の原因は，化学的に言及すると，酸素の毒性が過剰に現れたことによるストレス，酸化ストレスである．遺伝子，タンパク質，細胞膜リン脂質などの酸化的損傷が疾患の直接の原因である．とくに遺伝子の酸化は酵素などのタンパク質の翻訳異常が起こり，それが起こった細胞あるいは組織からがん，循環器疾患，糖尿病などが発症する．遺伝子の酸化的損傷はグアノシン塩基に起こりやすく，酸化産物は8-ヒドロキシデオキシグアノシン（8-OHdG；8-オキソデオキシグアノシン，8-oxo-dGともいう）である（図4.10）．グアノシンが8-OHdGに酸化されると，アデノシンとして翻訳され，タンパク質の翻訳異常が起こる．8-OHdGは健常人の血中や尿中からも少量検出されるので，ヒトの体内では常に遺伝子が酸化的損傷を受けていると考えられている．そして，がんや糖尿病になると8-OHdGの量は急激にふえる．また，脂質過酸化の産物であるマロンアルデヒドが遺伝子に付加した産物（図4.10）もヒト体内から検出されている．したがって，酸化ストレスを抑えることは，病気予防のためにきわめて重要である．

図4.11は，哺乳動物の寿命と酸素毒を消去するスーパーオキシドジスムターゼ（SOD）という酵素（5.3.3.a項参照）の活性との関係を調べたものである．これをみると，それぞれの種の最大寿命とSOD活性の間に強い正の相関があ

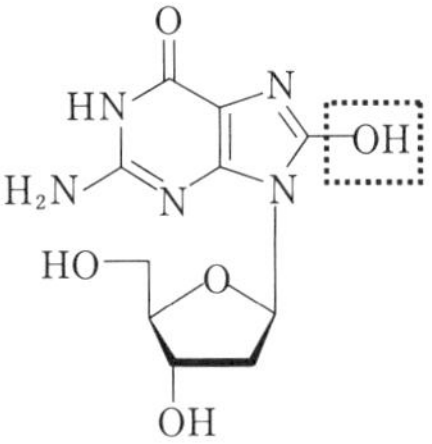

8-ヒドロキシデオキシグアノシン(8-OHdG) 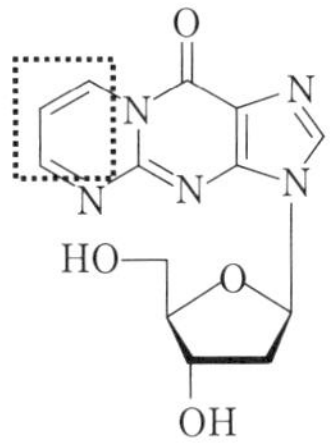　　マロンアルデヒドのグアノシン塩基への付加物

図 4.10　遺伝子の酸化産物（*Science*，1994 などから）
　　　　　破線で囲んだ部分が，付加した酸化物である．

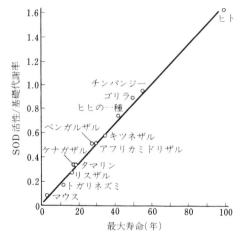

図 4.11　哺乳動物の最大寿命と肝臓 SOD 活性の関係
(R. G. Cutler：*Proc. Natl. Acad. Sci*., U. S. A., **77**, 2777, 1980)

る．動物の寿命にはがんなどの疾患による死亡も含まれるので，ここでいう寿命とは病気にかからずに生き延びた健康寿命である．そして寿命と酸素毒消去活性との相関は，「酸素が毒である」ことを意味するとともに，「酸素毒を消去できれば健康寿命を延ばすことができる」ことを示している．また，図 4.12 は寿命と血中の抗酸化成分の濃度との関係である．抗酸化性ビタミン E やカロテノイドの血中濃度が高いほど，寿命は長い．SOD などの酵素は体内で生合成されるので，その活性を常に高く保つことはできない．一方でビタミン E などは体内で合成できないので，食事からとることで体内濃度を調節できる．つまり，ヒトの

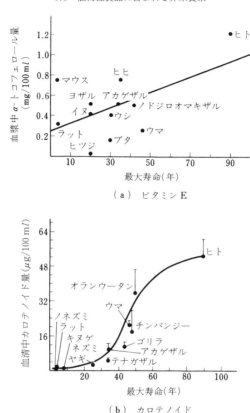

図4.12 哺乳動物における血漿中のビタミンE，カロテノイド量と最大寿命の関係
(R. G. Cutler：Free Radicals in Biology VI, p. 371, Academic Press, 1983／R. G. Cutler：*Proc. Natl. Acad. Sci.*, U. S. A., **81**, 7627, 1984；化学と生物，**25**, 336-340, 1987)

体内には酸素の毒性を抑える抗酸化酵素類や抗酸化能をもつ成分が存在して防御系を築いているが，加えて食事から有効な抗酸化成分をとることは，その防御系をたすけて酸化的ストレスを軽減し，病気の発症を遅らせ，健康寿命を延ばすという重要な意味がある（5.3節で詳しく述べる）．

4.3.7 発がんとがん予防成分

ヒトのがんの主な原因は，疫学研究によると食事とタバコであり（図4.13），タバコを吸わない人にとっては食生活が主因といえる．脂質のとりすぎが大腸がんや乳がんと，食塩のとりすぎが胃がんと深い関係があることは序章で述べた

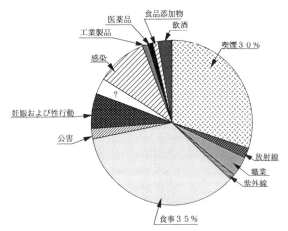

図4.13　ヒトの発がんの要因（Doll and Peto, 1982）

が，食品に含まれる化学発がん物質も大きな要因である．

a. 食品に含まれる発がん物質

　アフラトキシン B_1 などのかび毒，ワラビに含まれるプタキロサイドなどの天然成分，消化管内で生じるニトロソ化合物，調理時の加熱で生じるタンパク質やアミノ酸の分解物などが，食品に含まれる化学発がん物質である．私たちの日常の食生活では，かびの生えた物は食べない，ワラビなどはあく抜きをして食べるなどの注意をしているので，前2者はそれほど問題ではない．後2者のうち，その発がん性の強さ（図4.14）と日々の食品に含まれている量から，調理発がん物質がもっとも主要な食事発がん物質と考えられている（日本人の摂取量は成人で1日 0.4〜16 μg と見積もられている）．発がん性のある加熱分解物が17種類同定されているが，いずれも窒素を含むヘテロ環とアミノ基をもつ，ヘテロサイクリックアミンと総称される化合物である（図4.15）．これらは食品を焦がさない程度にかるく加熱するだけで，アミノ酸あるいはタンパク質が分解して生じる，避けることができない発がん物質であり，ヒトは古くから食べている．ところが，序章の図3に示したように，がんの発症率はむしろ近年になって増加している．このことは，食品には調理発がん物質の発がん性を抑える予防成分（次項で述べる成分）が含まれているが，近年のヒトはそれをあまりとらなくなったことを示唆している．

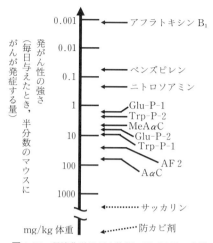

図 4.14 環境化学発がん物質の発がん性の比較

アフラトキシン B_1 はかび毒で、ベンズピレンは排気ガスなどに含まれる。ニトロソアミンは、消化管内で食品成分の相互反応によって生じる。英字略語のうち、AF 2 は使用禁止になった食品添加物、ほかは食品の加熱で生じるヘテロサイクリックアミン。(杉村 隆：発がん物質、1982 から作図)

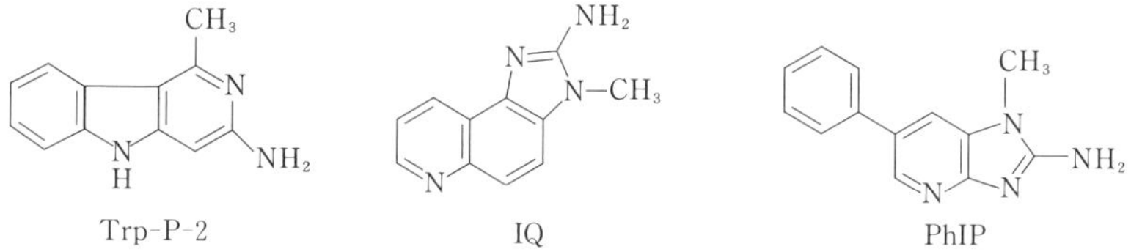

図 4.15 発がん性ヘテロサイクリックアミンの例

発がん性ヘテロサイクリックアミンは、Trp-P-2 のようなインドール型、IQ のようなキノリン型、PhIP のようなピリジン型の三つのタイプに分類できる。

b. 発がんとその抑制

　発がん過程を図 4.16 に簡略に示した。発がん物質あるいは発がん因子が正常細胞に突然変異を誘発する過程が開始段階 (initiation) である。開始は、図 4.13 に示した感染などが原因の場合を除き、ほとんどが遺伝子の酸化的損傷による。発がん物質の酸化産物が直接あるいは間接的に遺伝子に付加することによって、突然変異を誘発する。紫外線や放射線による発がんも、そのエネルギーが遺伝子の塩基を酸化することによる。開始段階を経た細胞は多重の突然変異を受けやすくなり、遺伝子に数箇所以上の突然変異が起こって、細胞が形質転換するとがん細胞になる。この過程を促進段階 (promotion) という。促進段階は多様

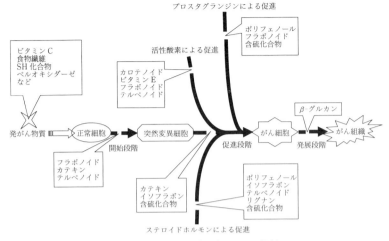

図4.16 発がん過程と植物性食品成分による抑制
吹き出しは発がん過程を抑制する食品成分を示す．

な過程を含み，発がん物質以外にも内分泌系の異常などが関係していることが多い．がん細胞は，異常増殖し転移や血管新生をするようになるとがん組織となるが，これを発展段階（progression）という．このように発がんは多様な過程を経るので，すべての発がんを抑える予防物質はないと思われる．しかし，個々の過程を顕著に抑える食品成分は多くある．それらを図4.16に示したが，すべて植物性食品の成分である（作用機構は4.1.c項，4.3.1～4.3.5項を参照）．

c. 変異原物質

発がんの開始段階と促進段階で重要な過程は，いずれも遺伝子の酸化的損傷による突然変異の誘発である．突然変異を誘発する物質を変異原といい，直接変異原と間接変異原がある．直接変異原はニトロソアミンのような酸化型の不安定な物質や放射線・紫外線などであり，これらは遺伝子塩基に直接付加するか，あるいは塩基の近くに存在する酸素を励起して塩基を酸化することで突然変異を誘発する．直接変異原物質は不安定なので，体内に侵入する前にさまざまな物質と反応する．したがって，直接変異原物質が原因するがんは多くの場合，消化管や皮膚などの体表面のがんである．しかし，不安定な直接変異原物質は消化管内で食品成分によって消去されやすい．図4.16に示したように，ビタミンCあるいはシステインなどのSH化合物はその還元作用でニトロソアミンを分解する．

ヒトにとって危険なのは間接変異原物質である．間接変異原物質は安定で反応性が低く，そのままでは遺伝子に作用することもなく，ほかの毒性を示すこともほとんどない．しかし，安定な物質なので分解することなく体内に吸収される．そして次項で述べるように，体内の酵素によって代謝された後，反応性が高い変異原物質になる．ヘテロサイクリックアミン類やベンズピレン，アフラトキシンB_1などが食品に含まれる間接変異原物質である．

d. 薬物代謝系

ヒトの体内には，薬物代謝系とよばれる栄養素ではない物質を代謝・排泄する解毒系がある．本章でこれまで述べてきた非栄養素も栄養素ではない物質だが，

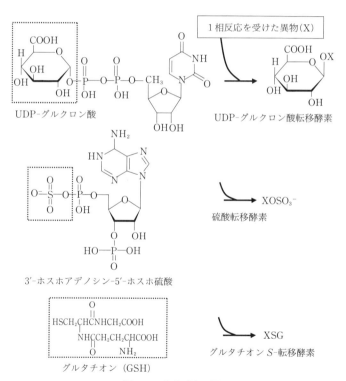

図4.17 抱合反応の例
間接変異原物質などの異物は，1相反応を担うCYP酵素で酸化される．その酸化産物に，それぞれの抱合酵素が左の化合物を補酵素として，破線で囲んだ部分を結合させる．グルタチオンS-転移酵素はグルタチオンをSHの部位で結合させる．

ヒトはそれ以外にも，発がん物質，一部の医薬，食品への混入物などの生体異物をとっている．これらは薬物代謝系で解毒されたのち，尿に排泄される．

薬物代謝系は2段階にわかれている．まず1相反応で生体異物を酸化し，抱合とよばれる2相反応でその酸化部位に親水基を付加して，尿に排泄しやすくする．食品に含まれる生体異物は数万種類あるといわれているが，その多様な化学構造に対応するために，1相反応は十数種類のCYP酵素が担っている（5.1.2.b項参照）．ポリフェノール・フラボノイドなどの非栄養素は，その化学構造に水酸基を複数有するので，1相反応を受けずに2相の抱合反応を受ける．抱合は図4.17に例を示したように，グルクロン酸を付加するUDP-グルクロン酸転移酵素（3.1.2.b項参照），3′-ホスホアデノシン-5′-ホスホ硫酸を補酵素として硫酸抱合する硫酸転移酵素，グルタチオン抱合を行うグルタチオンS-転移酵素などが担っている．抱合を受けた物質には変異原性などの毒性はなく，すみやかに尿に排泄される．

ところが，ヒト体内では1相酵素と2相酵素の活性が必ずしも一致していない．いずれも細胞が異物を認知すると誘導される誘導酵素であるが，異物が多量に存在した場合などは，CYP酵素による酸化がすみやかに行われるにもかかわらず抱合が追いつかないことがある．そして，不安定な酸化産物が一時的に蓄積する．これが前項で述べた反応性の高い変異原物質であり，遺伝子を損傷して突然変異を誘発する．抱合酵素の活性が1相酵素の活性よりも高ければ遺伝子損傷を避けることができる．そこで，生体異物による発がんなどの疾患を予防するには，1相酵素の活性を低く抑えるか，あるいは2相酵素をより強く誘導することが重要になる（4.3.1.c項，4.3.4項参照）．

4.4 アルコール（エチルアルコール）

平成23年（2011年）の統計によれば，日本人は1年間に，成人1人あたり約8 l のアルコール（純粋のエチルアルコール量に換算して）を消費している．適度の飲酒には，食欲増進，ストレス解消などの効果があるが，過剰になると多くの弊害を引き起こす．ここでは，アルコールの代謝とアルコールが健康におよぼす影響について述べる．

a. アルコールの吸収と代謝

アルコールは，一部が胃，残りの大半が十二指腸と空腸上部で単純拡散により

吸収される．空腹時には，摂取したアルコールの60〜90％が30分以内に吸収される．胃に食物が存在すると，アルコールが小腸に到達するのが遅くなり，吸収時間が延長される．血中アルコールは各組織，とくに脳，肝臓，腎臓などに容易に移行する．血液循環量が多いほど組織移行が速くなるため，飲酒時に運動すると酔いが促進される．血中アルコール濃度 20〜30 mg/dl で，いわゆる"ほろ酔い"が生じ，50〜200 mg/dl では泥酔状態，300 mg/dl 以上では急性アルコール中毒の生じる危険がある．成人がウィスキーのボトル1本（720 ml）を数分で飲み干すとこの危険濃度に達するといわれるが，飲酒量と血中アルコール濃度の関係は代謝能力，胃内容物，飲酒時間などが関係するので一概には論じにくい．

アルコールの90％以上は肝臓で代謝される．代謝は図4.18のような3段階の反応で進行する．ヒト肝臓のアルデヒド脱水素酵素は2種類知られており，その一つはアルデヒド処理能力が著しく低い．日本人は遺伝的にこの処理能力の低いアルデヒド脱水素酵素の割合が高く，飲酒によって顔面紅潮を呈するなど，欧米人に比べるとアルコールに弱い人が多い．体内に吸収されたアルコールの一部は代謝されずに腎臓から尿に，また肺から呼気に排泄される．このようなアルコールの直接排泄は吸収量の10％以下にすぎない．したがって，呼気からアルコールが臭う状態は相当量の飲酒をしたことを意味する．

アルコールの代謝は NADH を生産するが，NADH は脂肪酸合成の材料であるため，脂肪酸の合成を促す．さらにアルコールは，末梢組織からの脂肪の放出と肝内への脂肪の蓄積を促進する．このため，過剰なアルコール摂取は脂肪肝を形成することがある．

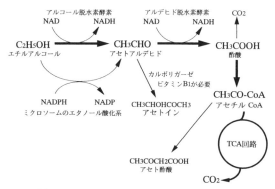

図4.18 アルコールの代謝（太い矢印が主経路）

b. アルコールの影響

1) 飲酒にともなう食生活の変化　飲酒は食事の嗜好に影響を与える．一般に飲酒時には，穀物をひかえて動物性食品を摂取することが多いため，糖質と植物性タンパク質の摂取量が減少し，動物性タンパク質の摂取量が増加する．このような食事組成の変化の影響は明らかではないが，糖質の摂取不足がアルコール性肝障害の発症要因になるという説もある．かつてはこの飲酒による食事組成変化が，アルコール症と総称される一群の疾患の発症に関係しているといわれた．しかし近年，栄養状態が十分であっても，アルコールの直接的作用で肝硬変や高血圧症など多くの疾患が生じることが明らかにされている．

2) アルコールと栄養素　アルコールとその代謝産物は，いくつかの栄養素の吸収と代謝を阻害する．また，アルコールの代謝に必要な特定の栄養素の要求量を高める．たとえば，アセトアルデヒドをアセトインに分解する反応（図4.18）はビタミン B_1 を必要とし，アルコール大量摂取時にはビタミン B_1 が大量消費されるため，その要求量が増す．また，アルコール性肝障害では栄養素の体内保有量が低下する．とくに微量栄養素はこの影響を受けやすく，アルコールを過剰摂取すると，ほとんどのビタミンや無機質の体内保有量とそれらの有効性が低下する．

3) 消化器系への影響　アルコールは胃粘膜の神経を刺激したり，幽門腺のG細胞に結合してガストリン分泌を促し胃酸を分泌させる．その結果，胃の酸度は上昇し，胃粘膜に刺激を与える．この刺激が適度であれば食欲増進につながるが，強ければ胃炎や胃潰瘍を引き起こす原因になる．

5. 酸素の機能

　生体は，酸素で栄養素を燃やしてエネルギーを得ているだけではなく，酸素を利用して外部からの侵入物を除去して身を守っている．酸素はあらゆる元素の中でもっともエネルギー効率の高い元素である．地球生命は20億年前にこの酸素を燃焼剤に選んだゆえに効率よくエネルギーを得ることができ，侵入物を除去することができ，ヒトにまで進化できたといえる．しかし，エネルギー差が大きいということは反応性が高いということであり，活性化した酸素を十分に処理できなければさまざまな障害が生じる．これを活性酸素毒という．本章では，酸素を利用した侵入物除去と活性酸素毒について述べる．

5.1 酸素を利用した生体防御系

　生体は，外部からの侵入物をその大きさで三つにわけて，それぞれ異なる方法で除去している．感染菌のような大きな侵入物は，免疫系が認識したのちに白血球などが処理する．アレルゲンとなるようなタンパク質類は免疫系が，さらに低分子の脂溶性有害物質はCYP酵素系が処理する（4.3.7.d項）．ここでは，酸素を直接利用する白血球とCYP系について述べる．

5.1.1　食細胞と殺菌作用

　私たちの体内には，活性酸素を発生させることで生体を外敵から防御している細胞がある．好中球（多形核白血球）やマクロファージなどの，食細胞とよばれる細胞である（1章参照）．外部から細菌が侵入すると，血中の免疫系にかかわるタンパク質（補体やIgG）がこれを認識して，その表面に付着する．すると，好中球が好中球遊走因子によびよせられてすばやく細菌に接近し，酸素を利用して食菌する（図5.1）．好中球が細菌を認識すると，自身がもつNADPHオキシダーゼを活性化し，細胞内のNADPHから酸素に電子を渡してスーパーオキシドを産生しつつ，細菌をその膜内につつみ込む．スーパーオキシドは不均化反応

で過酸化水素になり，過酸化水素は好中球内がもつミエロペルオキシダーゼで塩素などのハロゲンを用いて次亜塩素酸（HOCl）に変換される．この次亜塩素酸の強い酸化力，塩素化および水酸化力が細菌を破壊する．マクロファージもほぼ同様の殺菌機構をもっている．また，反応性の高い一重項酸素やヒドロキシラジカルなどの活性酸素もこの系に関与しているといわれている．

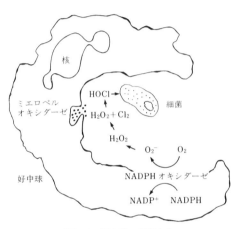

図5.1 好中球の細菌貪食

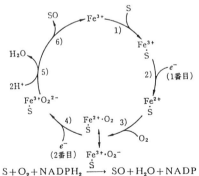

図5.2 CYPの反応サイクルと反応式
Fe^{3+}，Fe^{2+}はヘム鉄の酸化還元状態を表す．S：基質，SO：生成物．
（佐藤　了，大村恒雄編：薬物代謝の酸素系）

5.1.2 CYP の役割

CYP は一酸化炭素と結合して 450 nm に強い吸収をもつ（P は色素；pigment の頭文字）一群のプロトヘムタンパク質として発見された．ヘム分子はその構造の中に鉄を有するが（図 5.2），CYP は鉄の酸化還元反応で基質に 1 原子の酸素を付加する酵素群（monooxygenase）であり（図 5.3），生体には多くの種類が存在する．それらは，副腎，精巣，卵巣，胎盤でステロイドホルモンの合成，腎臓と肝臓でビタミン D の活性化，肝臓で胆汁酸の合成，生体異物の解毒や脂肪酸の ω 酸化など，多くの生体反応に関与している．CYP の反応は電子供与体を必要とするため，多くの場合 NADPH あるいは NADH レダクターゼが共存している．

a. CYP の生理機能

副腎皮質ホルモンや性ホルモンなどのステロイドホルモンはコレステロールから合成されるが，この合成の水酸化の過程はそれぞれに特異な CYP が行う．肝臓での胆汁酸合成の最初の反応はコレステロールの 7 位の水酸化であるが，これを担うのも CYP の 1 分子種である．また，ビタミン D も CYP で水酸化されて活性型ビタミン D となる．さらに，CYP は脂肪酸の ω 末端（カルボキシル基とは反対側の末端）のメチル基をアルコールに変換する．つまり，脂肪酸の ω 酸化も行い，生じた脂肪酸アルコールはジカルボン酸に変換され β 酸化を受ける．この ω 酸化の意義は不明だが，プロスタグランジン類の生理活性の調節にかかわっているという考え方もある．

b. CYP による異物の解毒・代謝

体内に侵入した異物のうち，低分子の脂溶性有機化合物は生体異物と総称され，主に肝臓で解毒・代謝される．この解毒・代謝は 2 段階にわけて行われる．まず，脂溶性の生体異物を水酸化などにより，極性が高く水に溶けやすい化合物に変える（1 相反応）．そして 2 相反応で抱合し，尿中や胆汁中に排泄する（4.3.7.d 項参照）．肝ミクロソームの CYP は，生体異物を水酸化する 1 相反応を行う．生体異物代謝の一例として，風邪薬などに使われている鎮痛解熱剤のアセトアミノフェンは，CYP が酸素添加し，同時に還元して水酸化物とすると，続けてグルタチオン抱合を受けて体外に排泄される．私たちの環境中には多種類の生体異物が存在する．CYP の基質特異性は低いが，多種類の生体異物を 1 種類の CYP では処理できない．ヒトの肝臓では，多種類の CYP がこの解毒・代

166 5. 酸素の機能

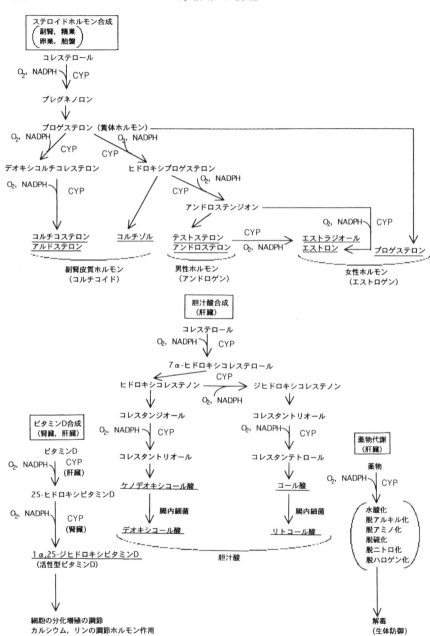

図5.3　CYPのモノオキシゲナーゼ反応

謝に関与していると考えられている．

c. 栄養素とCYP活性

栄養状態がCYP活性に大きな影響を与えることは，動物実験で知られている．低タンパク質食では肝臓のCYP量が減少し，生体異物代謝活性も下がる．また，タンパク質の種類によって影響が異なり，牛乳カゼイン食では肝臓CYP量が多く，小麦グルテン食では少ない．一方，リン脂質のホスファチジルコリンはCYPが活性を発現するために必須だが，食事脂質はリン脂質の生合成やその脂肪酸組成に影響を与えるので（3.2節参照），CYP活性も影響を受ける．たとえば，無脂肪食や必須脂肪酸欠乏食では生体異物代謝活性は低い．また，糖質の摂取比が低い場合は一般にCYP合成量は多く，多量のグルコースを与えると合成量が下がる．

ビタミンCは，肝臓のCYP活性の維持に重要な役割をはたしている．ビタミンCが欠乏すると，生体異物の解毒活性と異物の尿への排泄速度が低下し，同時に胆汁酸の合成量も減少する．この機構については，ビタミンCが欠乏するとCYPアポタンパク質の合成が低下することから，ビタミンCがCYPの生合成に寄与していると考えられている．このようなビタミンCの役割を考えると，多くの環境異物にさらされている人は，CYP活性を維持するためにビタミンC要求性が高いかもしれない．

5.2 生体シグナルとしての酸素

酸素は，細胞や細胞内小器官で寿命の短い局所的なケミカルメディエーター（1.2節参照）の産生を促す生体内シグナルである．酸素が関与する主なメディエーターは，エイコサノイド，一酸化窒素，過酸化脂質である（図5.4）．エイコサノイドは主としてアラキドン酸の酸素添加で生じ，さまざまな生理活性を示す（3.2.2.d項参照）．一酸化窒素は，L-アルギニンから酸素を利用して生合成され，平滑筋のグアニル酸シクラーゼに対する局所ケミカルメディエーターとなる．過酸化反応で生じる過酸化脂質は，炎症修復などのシグナルとして機能したり，細胞分裂の促進と調節にかかわる．

5.2.1 エイコサノイド

エイコサノイドは，筋肉の収縮・弛緩，血管の拡張（高血圧の抑制），血小板の凝集抑制（血栓症の低減）などの作用をする．細胞が外から刺激を受けるとホ

5. 酸素の機能

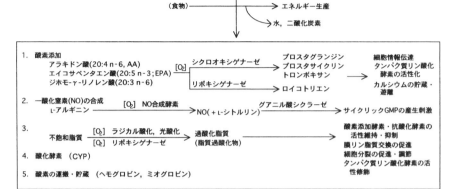

図5.4 酸素の利用と生体シグナル作用

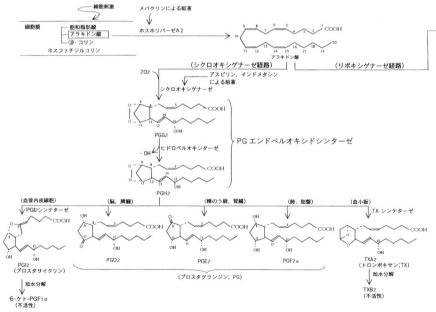

図5.5 アラキドン酸カスケードの

スホリパーゼA_2が活性化され，膜のリン脂質の2位の脂肪酸（主にアラキドン酸）が加水分解され遊離される．この細胞内に切り出されたアラキドン酸が基質になり，シクロオキシゲナーゼ（cyclooxygenase）経路とリポキシゲナーゼ（lipoxygenase）経路にわかれて，エイコサノイドが合成される（図5.5）．

シクロオキシゲナーゼ経路は，プロスタグランジン（PG）エンドペルオキシド合成酵素（PGHシンターゼともよばれる）で開始され，律速される．この酵素は，シクロオキシゲナーゼ活性とヒドロペルオキシダーゼ活性を合わせもち，シクロオキシゲナーゼ活性でアラキドン酸に2分子の酸素が添加され，5員環をもつ15-ヒドロペルオキシ-9,11-エンドペルオキシド（PGG_2）がつくられる．さらに，ヒドロペルオキシダーゼ活性でPGH_2に還元される．痛み止めや抗炎症剤に使われるアスピリンやインドメタシンは，PGエンドペルオキシドシンターゼのシクロオキシゲナーゼ活性を阻害する．PGG_2とPGH_2はPGエンドペルオキシドとよばれ，生体内半減期は約5分である．PGH_2は，さらに酵素でPGD_2, PGE_2, PGF_{2a}, PGI_2, TXA_2に変換される．PGI_2の生体内半減期は約

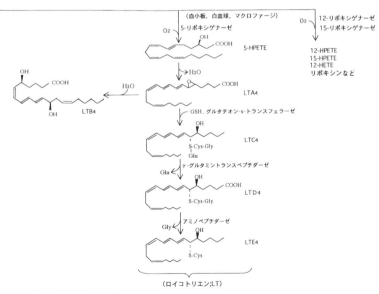

代謝経路とプロスタノイド産生

5分で，TXA_2は約30秒である．この短い寿命がエイコサノイドの性質を特徴づけ，その作用範囲と作用の持続性を限定し，必要な箇所にだけ作用するという局所ケミカルメディエーターの特徴になっている．

リポキシゲナーゼにはいくつかの種類があり，いずれもアラキドン酸に1分子の酸素を導入してヒドロペルオキシ酸(hydroperoxy eicosatetraenoic acid；HPETE)をつくる．12-リポキシゲナーゼや15-リポキシゲナーゼがつくるHPETEは，ヒドロキシ酸(hydroxyl eicosatetraenoic acid；HETE)になり，リポキシンを生じる．5-リポキシゲナーゼが産生した5-HPETEは，脱水素酵素でLTA_4になるが，その半減期は約1分である．LTA_4からは，グルタチオンS-転移酵素などがはたらいて，ペプチド性のロイコトリエン(LTC_4，LTD_4，LTE_4)をつくる．

エイコサノイドの主な作用を表5.1にまとめた．エイコサノイドの産生は細胞の種類によって異なり，血管内皮細胞はPGI_2を，血小板はTXA_2を，神経細胞はPGD_2などをつくる(3.2.2.d項参照)．リポキシゲナーゼ活性は一般に，血小板，白血球，マクロファージなどの血液細胞で強い．

エイコサノイド産生のアンバランス(過剰と不足)は多くの疾患と関係し，狭心症や血栓症では血管内皮細胞のPGI_2産生の低下と血小板のTXA_2産生の亢進が認められ，喘息発作では気管支や肺のLTC_4とLTD_4の産生亢進が観察される．また，炎症部位からはPGE_2が多く検出される．

エイコサノイドは，n-6系のアラキドン酸以外に，n-3系の多価不飽和脂肪酸であるEPAやDHAからもつくられる．しかし，EPAやDHAはシクロオキシゲナーゼの基質になりにくいので，リポキシゲナーゼによって5-シリーズのロイコトリエンのLTC_5，LTD_5，LTE_5を生成する(図5.6)．EPAからつくられるエイコサノイドの効力は，アラキドン酸からつくられたものに比べて弱い．また，EPAが存在するとシクロオキシゲナーゼ活性が抑えられ，アラキドン酸からのTXA_2産生が減少する．その結果，とくに後者の効果で，EPAは血小板凝集抑制(血栓症防止)作用を示すといわれている．

5.2.2 一酸化窒素

一酸化窒素(NO)は，強い血管拡張作用と血小板凝集抑制作用を示す内皮由来の弛緩因子(endotherium-derived relaxing factor；EDRF)である．また，NOには神経伝達物質としての役割や，細菌や腫瘍細胞に対する障害物質として

表5.1 主なエイコサノイドの機能

エイコサノイド名	基質となる脂肪酸	生理作用	産生される組織，臓器
TXA_2	アラキドン酸	血小板凝集 血管収縮 気管支収縮	血小板
TXA_3	EPA	TXA_2と同様の作用をもつが活性は弱い	TXA_2と同じ
PGI_2 （プロスタサイクリン）	アラキドン酸	血小板凝集抑制 血管拡張 気管支弛緩	血管内皮細胞 血管中膜平滑筋細胞
PGI_3	EPA	PGI_2と同等の作用	PGI_2と同じ
PGE_2	アラキドン酸	胃粘膜保護 免疫抑制 血管拡張 子宮筋収縮 骨吸収	胃粘膜細胞 精のう腺 マクロファージ 線維芽細胞 骨芽細胞 がん細胞
PGE_1	ジホモγ-リノレン酸	血小板凝集抑制 血管拡張 抗炎症	PGE_2と同じ
PGD_2	アラキドン酸	催眠	脳（神経細胞）
LTB_4	アラキドン酸	白血球誘引	白血球
LTB_5	EPA	LTB_4と同様の作用をもつが活性はきわめて弱い	白血球
LTC_4 LTD_4 LTE_4	アラキドン酸	アナフィラキシー誘発 気管支筋収縮 血管透過性亢進 炎症 黄体形成ホルモン分泌促進	白血球
LTC_5 LTD_5 LTE_5	EPA	LTC_4, D_4, E_4と同等の作用	白血球

エイコサノイド名の最後の数字は系列を示し，二重結合の数で分類されている．
TX：トロンボキサン，PG：プロスタグランジン，LT：ロイコトリエン．

の役割もあることが明らかにされている（1.2節参照）．NOは単独で，あるいはスーパーオキシドと反応してペルオキシナイトライトになり（次節参照），局所ケミカルメディエーターとしていろいろな機能を示すと考えられている．NOは低分子の気体なので細胞膜を自由に通過でき，膜受容体などを必要とせずに直

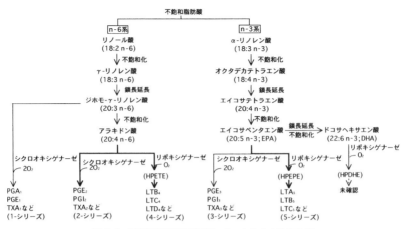

図 5.6　不飽和脂肪酸の代謝とプロスタノイドの生成
PG：プロスタグランジン，TX：トロンボキサン，LT：ロイコトリエン．太線矢印は進みやすい経路．

接，細胞質から別の細胞の細胞質に情報を伝達できる．一方，非常に酸化されやすく半減期が短いので，生成部位からの拡散距離と情報伝達時間は限られる．これらがNOの局所ケミカルメディエーターとしての特徴であり，ホルモンのように遠くまでは情報を伝えないが，ごく局所的に即効性の情報を伝える．

　NOは血管内皮細胞などでL-アルギニンからNO合成酵素（nitric oxide synthase；NOS）によって酸素とNADPHを利用して合成される（図5.7）．血管内皮細胞から放出されるNOの半減期は数秒で，平滑筋のグアニル酸シクラーゼを刺激してcGMPをつくり，平滑筋を弛緩（血管拡張）させる．また，血管内皮細胞や白血球でつくられたNOは血小板凝集を抑制する．NOは，血管内で作用を示したのちただちに赤血球のヘモグロビンと反応して硝酸イオンになり，主に腎臓から排泄される．ニトログリセリンが狭心症などに使われるのは，それが体内でNOに代謝されて作用するからである．このように，NOは脳血栓や心筋梗塞などの循環器病を抑える生体内シグナルの機能をもつ．

　さらにNOの多様な機能も知られている．マクロファージはNOを産生して，がん細胞のTCA回路や電子伝達系を阻害し，増殖を抑える．神経細胞では，グルタミン酸が細胞の受容体を活性化し，細胞内カルシウム濃度が上昇すると，NO合成酵素が活性化されてNO産生がふえる．ここでつくられたNOは，脳の局所血流をふやしたり，シナプスの可塑性に影響を与えたりする．

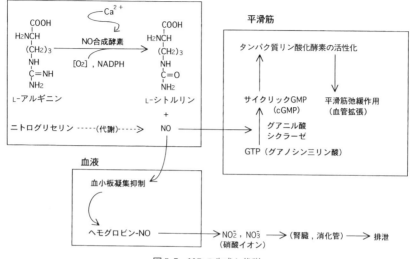

図5.7 NOの生成と代謝

5.2.3 過酸化脂質

不飽和脂肪酸は，活性酸素と反応して非酵素的に過酸化脂質を生じる．とくに，炎症などが起こると過酸化脂質をつくりやすい（次節参照）．生体膜のリン脂質が過酸化されると，リン脂質ヒドロペルオキシドを生じる（図5.8）．ヒトの血漿にはホスファチジルコリンのヒドロペルオキシド（PCOOH）が存在し，赤血球膜にはPCOOHとホスファチジルエタノールアミンのヒドロペルオキシド（PEOOH）が存在する．健常者ではこれらの濃度を一定に保とうとする恒常性があり，血漿のPCOOH濃度は通常50～250 nMの範囲に保たれている．

生体内に存在する過酸化脂質の意義はまだ不明であるが，さまざまな生体シグナル活性をもっていることは事実である．たとえば脂肪酸ヒドロペルオキシドはシクロオキシゲナーゼを活性化し，過酸化脂質の分解で生じた脂質ラジカルはリポキシゲナーゼを阻害する．ホスホリパーゼA_2はPCOOHとPEOOHから脂肪酸ヒドロペルオキシドを切り出すが，脂肪酸ヒドロペルオキシドは生体に必須の抗酸化酵素であるグルタチオンペルオキシダーゼを活性化する．さらに，過酸化脂質によるタンパク質のリン酸化酵素活性化や，胸腺や脾臓の免疫担当細胞の機能修飾（免疫応答能の低下など）が知られている．また，PCOOHやPEOOH

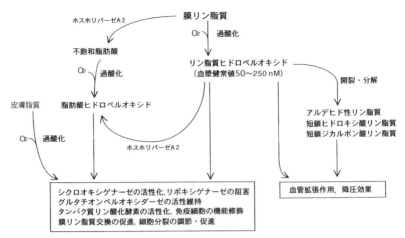

図 5.8 過酸化脂質の生体シグナル作用

は非酵素的に分解して，短鎖のヒドロキシ酸やジカルボン酸を含むリン脂質になり，そのいくつかは血管拡張作用を示すと考えられている．

皮膚の皮表脂質のスクアレン（squalene）が太陽光などで光酸化されると，スクアレンヒドロペルオキシドを生じる．また，皮膚は水分を保持するためにアシルグルコシルセラミドを含んでいるが，その必須の構成脂肪酸がリノール酸である．このリノール酸が光酸化されると皮膚の保湿能力が低下する．これらの過酸化脂質は皮膚新生のための細胞分裂を亢進するが，ときに炎症の原因になることもある．

5.3 酸素毒に対する防御

酸素分子から発生するさまざまな活性酸素種（reactive oxygen species；ROS）がもたらす酸素毒は，がんや虚血性疾患など多くの生活習慣病発症の直接の要因である．生体は酸素毒性を抑えるためのすぐれた抗酸化防御機構をもっているが，防御機構が損なわれた場合や防御機構を上回る過剰の ROS が発生した場合には酸素毒が生じて障害となる（図 5.9）．では，生体内でどのような種類の活性酸素が生じ，生じた活性酸素に対してどのような抗酸化防御機構がはたらくのだろうか．

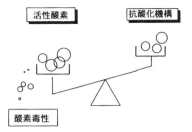

図 5.9　活性酸素の発生と抗酸化機構のバランス

表 5.2　主な活性酸素種とその生成反応および捕捉消去物質

式	名称	主な生成機構とその反応式	主な捕捉消去物質
$O_2^{\cdot -}$	スーパーオキシド superoxide radical	酸素分子の一電子還元 $O_2 + e \to O_2^{\cdot -}$	SOD
H_2O_2	過酸化水素 hydrogen peroxide	$O_2^{\cdot -}$ の不均化反応 $2\,O_2^{\cdot -} + 2\,H^+ \to H_2O_2 + O_2$	カタラーゼ, GPX
$\cdot OH$	ヒドロキシラジカル hydroxyl radical	Fenton 反応 $H_2O_2 + Fe^{2+} \to \cdot OH + {}^-OH + Fe^{3+}$	
$\cdot OOH$	ヒドロペルオキシラジカル hydroperoxyl radical	$O_2^{\cdot -}$ のプロトン化反応 $O_2^{\cdot -} + H^+ \to \cdot OOH$	ビタミン C
${}^1O_2$	一重項酸素 singlet oxygen	酸素分子のエネルギー遷移 $O_2 + h\nu \to {}^1O_2$	カロテノイド
$L\cdot$	脂質ラジカル lipid radical	脂質の水素引き抜き反応 $LH + X \cdot \to L \cdot + XH$	
$LOO\cdot$	脂質ペルオキシラジカル lipid peroxyl radical	脂質ラジカルへの酸素添加 $L\cdot + O_2 \to LOO\cdot$	ビタミン E
$LOOH$	脂質ヒドロペルオキシド lipid hydroperoxide	脂質のラジカル連鎖反応 $LOO\cdot + LH \to LOOH + L\cdot$ 脂質と ${}^1O_2$ との反応 $LH + {}^1O_2 \to LOOH$	GPX
$LO\cdot$	脂質アルコキシラジカル lipid alkoxyl radical	LOOH の金属イオン分解 $LOOH + Fe^{2+} \to LO\cdot + {}^-OH + Fe^{3+}$	
$ONOO^-$	ペルオキシナイトライト peroxynitrite	$\cdot NO + O_2^{\cdot -} \to ONOO^-$	尿酸

5.3.1　活性酸素とは

　酸素毒をもたらす活性酸素には，酸素分子から水への還元の過程で生じるスーパーオキシド，過酸化水素，ヒドロキシラジカルがあり，とくに反応性が高いのはヒドロキシラジカルである（表 5.2）．また，脂質ヒドロペルオキシドから生じる脂質アルコキシラジカルや脂質ペルオキシラジカルなどのラジカル種も活性酸素の一員である．生体での活性酸素の生成には鉄や銅などの遷移金属イオンが関与することが多い．金属イオンが生体内で活性な状態で存在しているか，あるいはフェリチン，トランスフェリンなどの金属イオン結合タンパク質に結合して

表5.3 活性酸素が関与する主な疾患

動脈硬化症	パーキンソン病
がん	真性糖尿病
高血圧症	老人性認知症
骨関節炎	肝硬変
急性膵炎	アミロイドーシス
老人性白内障	

不活性化されているかによるが,たとえばヒドロキシラジカルは過酸化水素と鉄イオンが反応 (Fenton reaction) することで生じる.

5.3.2 活性酸素の毒性

活性酸素は生体成分と反応して多様な障害をもたらすが,その結果,表5.3のような疾患が発生すると考えられている.DNAと反応すると,DNA鎖を切断したり,塩基を酸化修飾する (4.3.6項参照).ヒドロキシラジカルとグアノシンとの反応では8-OHdG,チミンとの反応ではチミングリコールなどの酸化物が生成する.ヒト尿中にこれらの酸化物が排泄されるので,体内でこのような活性酸素毒が生じていると考えられている.タンパク質と反応すると,酵素の失活による代謝異常が起こる.さらに,ペプチド鎖の開裂によるタンパク質の低分子化や,ラジカル重合反応による高分子化なども起こる.脂質に対する反応として重要なのは,生体膜脂質の酸化反応による膜機能の損傷である.膜脂質の酸化は脂質ペルオキシラジカルを介したラジカル連鎖反応で進行するため,いったん反応が開始すると停止するまでに多くの脂質が酸化分解される.

5.3.3 酸素毒の防御系

このような活性酸素種の反応に対して,生体は当然その防御機構をもっている.防御機構,つまり抗酸化機構には,活性酸素の捕捉消去や障害発生部位の修復などがある.生体内での活性酸素の発生は避けられない.そこで生体にとっては,活性酸素の捕捉消去にかかわる抗酸化酵素や抗酸化物質が重要になる (表5.2).

a. スーパーオキシドジスムターゼ (superoxide dismutase; SOD)

SODはスーパーオキシドを過酸化水素と酸素に不均化する酵素である.スーパーオキシドは水溶液中では自発的に不均化するが,その反応速度定数は生体内のような中性pHでは 10^5 $M^{-1}s^{-1}$ 程度である.しかし,SODが存在するとその反応速度は 10^9 $M^{-1}s^{-1}$ に上がる.この値は分子が衝突すると同時に反応する速度

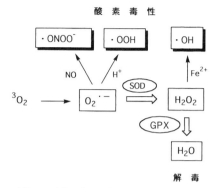

図5.10　生体での活性酸素の生成と抗酸化酵素群によるその消去

(拡散律速)に近い．このように，SODはスーパーオキシドをすみやかに過酸化水素に変える．生じた過酸化水素は，次項で述べるグルタチオンペルオキシダーゼで水にまで無毒化される(図5.10)．ヒトの体内では，これらの抗酸化酵素の活性が高く反応も速いため，発生したスーパーオキシドから毒性の強いヒドロキシラジカルは生じにくくなっている．また，スーパーオキシドから反応性の高いヒドロペルオキシラジカルやペルオキシナイトライトなどの活性酸素ができることを考えると，これらの抗酸化酵素群の重要性が理解できる．

ヒトをはじめとする哺乳動物は，細胞内SODと細胞外SODをもっている．細胞内SODには，補欠分子としてマンガンを含むもの(Mn-SOD)と銅および亜鉛を含むもの(Cu,Zn-SOD)の2種類がある．Mn-SODは主にミトコンドリアに，Cu,Zn-SODは主に細胞質に存在する．細胞外SOD (extracellular SOD; EC-SOD)は繊維芽細胞やグリア細胞から放出される分泌酵素で，血漿やリンパ液，滑液中に存在する．血漿では血管内皮表面に結合しており，細胞表面で産生するスーパーオキシドを消去する．EC-SODも銅と亜鉛を補欠分子とするが，細胞内のCu,Zn-SODとはサブユニット組成やアミノ酸組成が異なる酵素である．

b.　グルタチオンペルオキシダーゼ (glutathione peroxidase; GPX)

GPXはグルタチオンを基質として，過酸化水素や脂質ヒドロペルオキシドなどのさまざまな過酸化物を水や脂質アルコールに還元する．この酵素は補欠分子としてセレンを必須とする(3.5.1項参照)．ヒトの細胞内には，cellular glutathione peroxidase (cGPX)とphospholipid hydroperoxide glutathione peroxidase（PHGPX）が存在する．前者は多様な過酸化物を還元するが，リン脂質ヒドロペルオキシドには作用しない．後者はリン脂質ヒドロペルオキシドも還元できる．細胞外に存在する extracellular glutathione peroxidase（eGPX）も，リン脂質ヒドロペルオキシドを含めた多様な過酸化物を還元する．胃腸の内皮細胞には gastrointestinal glutathione peroxidase（GlGPX）が存在し，摂取した食品に含まれる過酸化物に対する防御を担っている．

一方，類似の酵素として，細胞内に存在するグルタチオン S-転移酵素（GST）がある．この酵素はセレンを補欠分子とせず，また過酸化水素を還元しないことから GPX とは区別されるが，リン脂質ヒドロペルオキシドを含め，さまざまな脂質ヒドロペルオキシドを還元する．GST には，ミトコンドリアやミクロソームなどの膜結合型と細胞質型の二つのタイプがある．

私たちの体ではこれらの GPX 群や GST が，細胞内外で生じた過酸化水素や脂質ヒドロペルオキシド類を，生体に障害をもたらさないうちに無毒化している．

c. ペルオキシレドキシン（peroxiredoxin；PrX）

チオレドキシンペルオキシダーゼ（thioredoxin peroxidase；TPX）ともよばれている抗酸化酵素であり，GPX と同様に過酸化水素や脂質ヒドロペオキシドを水やアルコールに還元する．この酵素はチオレドキシン酸化系と共役することにより，還元作用を発揮する．活性中心にシステイン残基が存在するのが特徴であり，ほとんどすべての組織で発現が確認されていることから，生体はグルタチオン系である GPX とチオレドキシン系である PrX 両者によって，活性酸素を解毒消去すると考えられている．

d. カタラーゼ

カタラーゼは鉄プロトポルフィリンをもつヘムタンパク質で，赤血球，肝細胞，腎細胞のペルオキシソームに多く存在する．過酸化水素を水に還元するが，脂質ヒドロペルオキシドは還元できない．この酵素の過酸化水素に対する Km 値は 1.1 M と非常に大きく，また細胞内顆粒に存在しているために過酸化水素に作用しにくいと考えられる．さらに，カタラーゼ欠損症の人には重篤な障害が認められない．以上のことから，ヒトの体内で過酸化水素消去に重要な役割をはたしているのは，カタラーゼではなく先に述べた GPX と PrX であると考えられている．

e. 抗酸化酵素の活性調節

　私たちがけがをしたり，手術を受けたり，また組織が炎症を起こすと，体内の酸化還元状態が変化することがある．その結果，さまざまな活性酸素が生じるが，このような状態を酸化ストレスとよんでいる．生体が酸化ストレスに暴露されると，それに応答して抗酸化酵素が増加する．ところが，セレンが欠乏しているとGPX合成は抑制される．また，ビタミンE欠乏でもGPX活性は低下する．一方，n-3多価不飽和脂肪酸のEPAを与えるとGPX活性は高まる．さらに，低タンパク質食ではSODやGPX活性が低下し，食事エネルギー量を制限すると抗酸化酵素活性は増大するといわれている．これらは動物実験で得られた知見であるが，おそらくヒトの体内でも同様に，栄養状態が変化することにより抗酸化酵素群の活性が大きな影響を受けると考えられている．

5.3.4　ヒト血漿での抗酸化防御機構

　ヒトはほかの動物に比べて酸化的ストレスを受けにくい動物である．その理由の一つは，すぐれた抗酸化防御機構を備えていることである．

　私たちの体内成分の中には有効な抗酸化能をもつもの（生体内抗酸化因子）がある．核酸とヘムタンパク質からの代謝産物である尿酸とビリルビンは，血液中で抗酸化物質として機能している．尿酸はビタミンCと同じ水溶性ラジカル捕捉剤であり，捕捉能はビタミンCよりも弱いが，酸化触媒の金属イオンには正反対の作用を示す．ビタミンCが金属イオンと共存すると酸化促進剤になるのに対して，尿酸は金属イオンと複合体を形成して不活性化する．ビリルビンは主にアルブミンに結合して血漿に存在し，水溶性抗酸化剤としてはたらいている．ビリルビンはヘムオキシゲナーゼ（HO）の作用によりヘムから生成するが，このうちHO-1は各種のストレスで誘導される．これらのほかに，還元型コエンザイムQのユビキノールにも強いラジカル捕捉作用があることが明らかにされている．さらに，血漿中には金属イオンを結合してその酸化触媒能を不活性化するタンパク質がある．トランスフェリンやラクトフェリンは鉄イオンを結合し，セルロプラスミンは銅イオンを結合する．血漿アルブミンも鉄と銅イオンを結合できる．ヘム鉄を結合するタンパク質としては，ハプトグロビンやヘモペキシンがある．セルロプラスミンは，Fe^{2+}をFe^{3+}に酸化するフェロオキシダーゼ活性とスーパーオキシドを還元する活性ももっている．

　体内の抗酸化防御機構が崩れると障害が生じる．たとえば，動脈硬化症の発症

要因は血漿リポタンパク質（LDL など）の酸化的変性である（5.3.5.d 項参照）。そこで，ヒトの血漿にはりめぐらされた抗酸化防御機構について考えてみよう．まず，血漿中には EC-GPX や EC-SOD が存在し，スーパーオキシドや過酸化水素，脂質ヒドロペルオキシドを消去している．また，金属イオンは通常はタンパク質に結合していて不活性な状態である．これらの処理能力を超える活性酸素が発生した場合，反応性の高いヒドロキシラジカルは，尿酸，アルブミン，グルコースなど血漿濃度が高い成分とすみやかに反応して捕捉される（図5.11）。一方，ヒドロキシラジカルよりも反応性が低いヒドロペルオキシラジカルは抗酸化成分が捕捉する．水相でヒドロペルオキシラジカルが発生すると，それが脂質を攻撃する前に，ビタミン C がすみやかに捕捉する．血漿リポタンパク質中で生じたラジカルは主にビタミン E が捕捉するが，この場合にはビタミン E を再生するためのビタミン C，ビリルビン，あるいはユビキノールの共存が必要である．一重項酸素に対しては，水相では主に血漿リポタンパク質や尿酸が消去する．血漿リポタンパク質中ではカロテノイドやビタミン E が消去する．このように，ヒトの血漿ではさまざまな抗酸化成分が何段階もの防御系をはりめぐらしている（図5.12）．表5.4 にこれらの抗酸化成分の血漿濃度を示した．

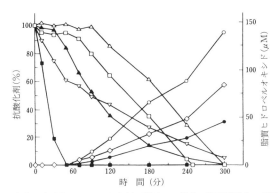

図5.11　ヒト血漿を水溶性ラジカル発生剤に暴露した場合の脂質過酸化と抗酸化剤の減少
血漿を 50 μM の AAPH 存在下 37 ℃でインキュベートした場合．各抗酸化剤の初濃度を 100 ％とする．-■-：ビタミン C（初濃度 72 μM），-□-：尿酸(225 μM)，-▽-：SH 基(425 μM)，-△-：ビタミン E (32 μM)，-▲-：ビリルビン(18 μM)，-◇-：リン脂質ヒドロペルオキシド，-●-：トリグリアシルセリドヒドロペルオキシド，-○-：コレステロールエステルヒドロペルオキシド．
(B. Frei, R. Stocker and B. N. Ames：*Proc. Natl. Acad. Sci., U. S. A.*, **85**, 9748-9752, 1988 ／水上茂樹ほか編：活性酸素と栄養, p. 174, 光生館)

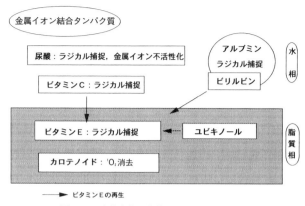

図5.12 生体内抗酸化物質による抗酸化機構

表5.4 ヒト血漿中の主な抗酸化物質の濃度

抗酸化物質	血漿濃度 (μM)
尿　酸	160 〜 450
ビタミンC	30 〜 150
ビリルビン	5 〜 20
ビタミンE	15 〜 40
ユビキノール	0.4 〜 1.0
β-カロテン	0.3 〜 0.6

5.3.5 食品中の抗酸化成分 (antioxidants)

食品に含まれる抗酸化性物質が, 活性酸素毒の防御に重要な役割をはたすことがわかってきた. 代表的なものは, 水溶性の活性酸素を捕捉するビタミンC, 脂溶性の活性酸素を捕捉するビタミンEやカロテノイドだが, これら以外にもヒトはさまざまな抗酸化物質を食物からとっている. 私たちの体内の抗酸化酵素の活性の強さは, ヒトという生物種としてある一定範囲に定まっており, あまり大きく変動することはない. しかし, 抗酸化成分の体内濃度は, 日常の食物で大きく変わる.

a. ビタミンCとビタミンE

ビタミンCとビタミンEは, 食物に含まれる非常に有効なラジカル捕捉剤である. 水溶性のビタミンCは, 体内では細胞質や細胞外の血漿に存在し, 主に水相に存在するラジカルを捕捉する. 脂溶性のビタミンEは, 細胞膜脂質や血

漿リポタンパク質内に存在し，そこで進行する脂質過酸化のラジカル連鎖反応を停止させる．また，ビタミンEがラジカルを捕捉するとビタミンEラジカルになるが，ビタミンCはこのラジカルを捕捉してビタミンEを再生する．このとき，ビタミンCラジカル（モノデヒドロアスコルビン酸）が生じるが，これはNAD (P)Hを電子供与体とするモノデヒドロアスコルビン酸還元酵素，あるいは自発的な不均化反応でビタミンCとデヒドロアスコルビン酸に変わる．したがって，食品から十分なビタミンCをとれば，ビタミンEの抗酸化効率も上がり，体内で発生する活性酸素を消去できる．

b. カロテノイド

カロテノイドは，一重項酸素の有力な消去剤である（4.3.2.c項参照）．一重項酸素は酸素分子が光増感酸化反応などで励起された状態であり，ラジカルではないが生体分子の二重結合に容易に付加してさまざまな過酸化障害をもたらす．カロテノイドの代表的役割は，皮膚の露出部の上皮細胞で生じる一重項酸素の消去などであるが，その消去能はビタミンEの20～100倍にも達する．また，白血球も一重項酸素を産生することが知られている．一方，カロテノイドはビタミンEと同様に脂溶性ラジカル捕捉剤としても機能している．

c. 抗酸化成分と老化防止

老化は複雑な加齢プロセスの総和であり，一つの概念にまとめることはできない．現在提唱されている老化機構を整理すると，遺伝子に老化の情報が組み込まれているとするプログラム説と，生体に起こった障害の蓄積が老化につながるとする生体障害説に大別できる．近年は，生体障害説の一つである活性酸素障害説を支持する研究者が多い．活性酸素障害説とは，生体中で発生した活性酸素による障害が徐々に蓄積して生命活動が低下することが，老化の原因であるという考えである．たとえば，活性酸素によって生じる過酸化脂質の量は，加齢にともなって増大することが実験動物で認められている．ヒトの場合には，リポフスチンという老化色素の蓄積である．リポフスチンは過酸化脂質とタンパク質が反応して生じた重合物であり，老人の脳神経細胞中に黄褐色の色素顆粒として発見された．加齢にともなって，このリポフスチンが脳以外のさまざまな臓器の細胞でも増加することが知られている．また，老化にしたがって偶発がんがふえるが，偶発がんは生体内で酸素分子10^8個あたり2～3個の活性酸素が発生すると起こるといわれている．

がんや動脈硬化症などの生活習慣病は老化が体の局所で異常に加速された状態であり，これらの発生と進行には活性酸素がかかわっている．したがって，抗酸化成分によりこれらの疾患を予防して健康寿命を延ばすことができると考えられる．私たちの日常食物，とくに植物性食品には，ビタミンEやカロテノイド以外にも，4.3節で詳しく述べたように多様な抗酸化成分が含まれている．

d. 動脈硬化症と抗酸化成分

俗に，ヒトは血管から老いるといわれている．血管の老化である動脈硬化症が，その特徴的な疾患である．古くから動脈硬化症の発生には過酸化脂質が関係することが知られていたが，最近，内皮細胞，平滑筋細胞，単球，マクロファージが産生する活性酸素によるLDLの酸化変性が，アテローム性動脈硬化症の主因であることが明らかになった．つまり，コレステロールを末梢組織へ運ぶLDLが酸化されてマクロファージに取り込まれることによって，動脈硬化の初期病変の泡沫細胞が形成される（図5.13）．したがって，食品から抗酸化成分を十分にとれば，LDLの酸化変性を防ぎ，動脈硬化症を予防できると期待される．米国で行われた大規模な疫学調査で，動脈硬化が引き起こす冠状動脈疾患が，高濃度のビタミンE摂取で減少することがわかった．LDL 1分子中には，平均6分子のビタミンEと1分子弱のカロテノイドおよびユビキノールが含まれているが，ビタミンE含量が多いLDLほど酸化に対して安定性が高いことが知られている．また，フラボノイドの摂取量が多い人の方が少ない人より明らかに心疾

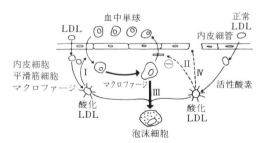

図5.13 酸化LDLによる動脈硬化促進のメカニズム
I：血中単球の遊走能を亢進し，内皮下へ単球を供給させる．
II：壁在マクロファージの遊走を阻止し血中への再環流を抑える．
III：マクロファージによる取り込みを増大させ泡沫細胞へ導く．
IV：酸化LDLの細胞障害性により内皮が損傷する．
(D. Steinberg：*New England J. Med.*, **320**, 915, 1989；食品工業, **35**(10), 41, 1992)

患による死亡率が低い（図5.14）．これは，フレンチパラドクスが示す例として有名である．フランス人はワインを多く飲む．アルコールは，多量の場合はミクロソームのエタノール酸化系で代謝され活性酸素を発生させるので（図4.18参照），循環器疾患が多いはずである．ところが，主に赤ワインを飲むフランス人は，他国の人に比べて心疾患による死亡率が低かった．ブドウ果皮にはポリフェノール・フラボノイドが多く含まれており，果皮も含めて発酵させる赤ワインにはそれらが多かった．

ビタミンEやフラボノイドによる疾患予防は一例であり，これら以外にも植物性食品には多様な抗酸化成分が含まれている（4.3節参照）．高齢化社会を迎えた現在，日々の食生活で常に適量の抗酸化成分をとることは重要である．

最近（Bjelakovicら，2007年と2012年）行われた大規模介入試験では，期待に反してビタミンEやカロテノイドの摂取は冠状動脈疾患発症リスクを下げないという結果が多く，抗酸化ビタミンのサプリメント摂取はむしろ生体障害のリスクを高めるという可能性も指摘されている．細胞内の酸化還元（レドックス）状態は，上述の抗酸化防御系により維持されている．一方で，細胞内のレドックス状態変化に応じてシグナル伝達系が作動する．すなわち，レドックス状態のシフトはさまざまな転写因子を活性化し，抗酸化酵素や解毒代謝酵素系の発現，細胞内たんぱく質分解系の促進やオートファジーの発生，アポトーシス誘導などが

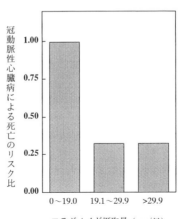

図5.14　フラボノイドの摂取量と冠動脈性心臓病による死亡率
　　　　オランダの成人で調査．（Hertogら，1994）

順次惹起することにより細胞を酸化ストレスから防御する「生体適応」の仕組みが存在する．したがって，生体にとって過剰な抗酸化物質の存在は，細胞内のシグナル伝達系を攪乱することにより生体適応を妨害することが予想される．抗酸化ビタミンを，食物ではなくサプリメントとして大量摂取することには注意しなければならない．

6. 水の機能

水は成人の体重の約60％をも占めている。これほど多くを占めるくらい,水は生命に必須の成分である。体内の水は,その存在部位で大きく二つに分類できる。細胞膜の内部にある細胞内液と,細胞外にある細胞外液である。後者はさらに,細胞を浸している間質液と血液とに分類される。

水の重要な役割の一つは,電解質の濃度差をつくることである。細胞内液と細胞外液とはその電解質組成がまったく異なり,ナトリウムやカリウムなどのミネラルの濃度が異なる(図6.1)。この濃度差をつくることは細胞が生理応答するために必須であり,能動輸送や神経パルスの伝達など多くの細胞活動はこの濃度差を利用している。細胞は電解質の濃度差を確保するために,エネルギーを使って細胞内から特定の電解質を細胞外に追い出す。細胞外の水分量が減少すると,細胞外の電解質濃度が上昇して細胞内から電解質を放出できなくなるので,ただちに「渇き」を発生させて水を摂取することを促す。

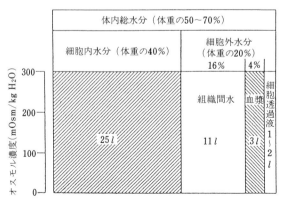

図6.1 健常者における水の分布
体重の約60％が体内総水分量である。細胞内水分量は体重の約40％にあたり,細胞外水分量は体重の約20％に等しい。

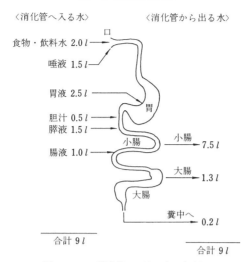

図6.2　ヒト消化管における水の出入り

　成人が1日に摂取する水の量は，飲料水として約1,000 ml，食物に含まれる水として1,000 ml，栄養素の代謝で生じる水として約200〜300 mlである．もちろん，気温や湿度，運動状態などによってこれらの数字は大きく変わる（図6.2）．

　栄養素の炭水化物，脂質，タンパク質は，代謝されて水を生成する．それぞれの1gは約0.6 ml，1.1 ml，0.4 mlの代謝水を生じる．これらは多くはないが決して無視できない量である．乾燥地帯の生物の中には，この代謝水だけで生存しているものもある．

6.1　のどの渇きと飲水

　細胞外液の浸透圧は，290 mOsm/kg（水）を中心に，きわめて狭い範囲で厳密に維持されている．細胞外液は，組織間液や細胞内液とたえず溶液成分を入れ替えることで浸透圧を一定の安定した状態に維持している．これを体内バランスとよぶ（図6.3）．

　一方，細胞外液の浸透圧が上昇すると，神経の浸透圧渇中枢を刺激して飲水欲を起こさせる．通常，細胞外液の浸透圧が2〜3%上昇するだけで水を飲みたいという欲求が起こるといわれている．たとえば，浸透圧の高い食塩などの塩類が

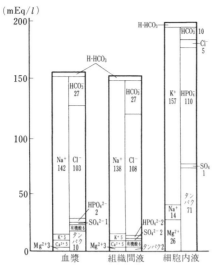

図6.3 体液区分のイオン組成

多量に体内に入ると「渇き」が起こるが，視床下部にある浸透圧受容体がこの変化を認識するからである．また，「渇き」は血液の総量が低下しても起こる．「渇き」による水の摂取と尿排泄との関係を体外バランスとよぶ．

6.2 発 汗

汗による水の放出は，激しい運動や労働を行う人ほど多く，無視できない量である．皮膚からの水分蒸発は発汗と不感蒸散とにわけられる．発汗は，単に水を捨てるのではなく，水の蒸発熱を利用した体温の調節である．水は皮膚から蒸発するとき，1 g あたり 580 cal の熱を奪う．不感蒸散は湿潤な皮膚表面からたえず水分が蒸発している現象であり，通常は意識されないが，これも体温調節のために不可欠である．汗で失われた体内の水分は，尿量の調節や飲水で補正しなければならないが，その量は気温や運動量の違いで大きく異なる．

6.3 腎臓からの尿排泄

飲水と発汗などによる水の体外バランスを最終的に調節しているのが排尿である．排尿は利尿ホルモンとそれを抑える抗利尿ホルモンで調節されるが，これらのホルモンは同時に脳に作用して飲水欲も調節している．汗をかいたり，塩辛い

ものを多く食べて血液の浸透圧が上昇すると，これを補正するために尿の排泄量が抑えられ，また同時に「渇き」が起こる．

尿排泄の役割は，以上のような水分バランスの調節だけでなく，選択的に電解質を排泄して血液の電解質濃度を一定に保つことにもある．腎臓での水分の排泄は，まず血液が腎臓の糸球体でろ過されて血漿が尿細管に入ることからはじまる．タンパク質など高分子成分はろ過されずに血液に残る．これを原尿というが，その量は 1 日に 160～180 l にも達する．原尿が近位尿細管を通過するときに，電解質や糖，アミノ酸など，血液成分のほとんどは再吸収され，血液に回収される．水分も約 2/3 が再吸収されて血液に戻る．近位尿細管の管壁は水が容易に通過できるようになっていて，ナトリウムや血液成分の再吸収にともなって水も移動する．そのため，この部位での原尿の浸透圧は血漿の浸透圧に等しい．近位尿細管を通過した原尿は，ヘンレ係蹄，遠位尿細管，集合管を経る．この間に水の大部分は再吸収され，180 l の原尿が最終的には 1～2 l に濃縮されて尿に排泄される．同時に，この一連の過程で糖，アミノ酸など必要な成分も再吸収され，不要量のナトリウムや老廃物などが排泄される．

コーヒーやビールなどには利尿効果があるといわれている．利尿効果のある物質は腎臓でのナトリウム再吸収を抑制するが，結果としてナトリウムと一緒に移動する水の再吸収も抑え，その排泄を促すために利尿剤とよばれる．この水と同時にナトリウムが排泄される．高血圧や過剰の体液貯留（むくみ）に利尿剤が用いられるのは，ナトリウムの排泄を促進すれば水分が排泄され，これらの症状が軽減されるからである．利尿剤は，近位尿細管，ヘンレ係蹄，遠位尿細管，あるいは集合管に作用し，これらの部位でのナトリウムの再吸収を抑える．利尿剤にはいくつかのタイプがあり，カルボニックアンヒドラーゼを阻害してナトリウムと水の再吸収を抑えるもの，ヘンレ係蹄でのナトリウムの再吸収を阻害するもの，遠位尿細管でのナトリウムの再吸収を阻害するものなどがある．

参　考　書

本書全般に関して
「スポーツと栄養と食品」，伏木　亨，柴田克己，吉田宗弘，下村吉治，中谷　昭，河田照雄，井上和生，横越英彦，中野長久，朝倉書店（1996）
「第六次改定日本人の栄養所要量」，厚生省保健医療局健康増進栄養課監修，第一出版（2000）
「日本人の食事摂取基準［2015年版］」，菱田　明，佐々木敏監修，第一出版（2014）
「栄養学総論」，糸川嘉則，柴田克己編集，南江堂（1994）
「栄養学総論」，杉本悦郎編著，光生館（1994）

序章
「胃がんと大腸がん」，榊原　宣，岩波新書（1992）
「香辛料の民族学」，吉田よし子，中公新書（1989）

第1章
「腸は考える」，藤田恒夫，岩波新書（1991）
「生体における情報伝達」，田中千賀子，西塚泰美編集，南江堂（1993）
「細胞の分子生物学 第2版」，B.アルバーツら著，大隅良典ら監訳，教育社（1990）
「生体構成物質」，P.クーヘル，G.ラルストン著，林　利彦ら訳，マグロウヒル（1992）
「生体膜のバイオダイナミクス」，野澤義則，大木和夫編集，羊土社（1993）
「カルシウムと細胞情報」，小島　至，羊土社（1992）
「核内レセプターと情報伝達」，加藤茂明，羊土社（1994）

第2章
「消化・吸収」，武藤泰敏，第一出版（1988）

第3章
「生化学」，奥　恒行，高橋正侑，南江堂（1992）
「栄養化学」，満田久輝，宮崎基嘉編集，朝倉書店（1973）
「栄養化学」，吉田　勉，荒川信彦編著，光生館（1982）
「臨床栄養学」，糸川嘉則，岩崎良文編集，南江堂（1995）
「食物栄養学 改訂版」，柘植治人ら，培風館（1991）
「ヴォート生化学 上・下」，田宮信雄ら訳，東京化学同人（1992）
「からだの生化学」，田川邦夫，宝酒造（1993）
「油脂の栄養と疾病」，原　一郎監修，幸書房（1990）
「食品栄養学」，木村修一，吉田　昭編集，文永堂出版（1994）

参　考　書

「コレステロール」，菅野道廣，今泉勝己，三共出版（1986）
「栄養化学概論」，芦田　淳改著，養賢堂（1973）
「食生活と栄養」，芦田　淳，同文書院（1991）
「改訂日本食品アミノ酸組成表」，医歯薬出版編集，医歯薬出版（1987）
「改訂入門栄養学」，北岡正三郎，培風館（1990）
「転写制御のメカニズム」，田村孝明，羊土社（1995）
「ハーパー生化学」，上代淑人監訳，丸善（1993）
「細胞の分子生物学 第3版」，中村桂子ら監訳，教育社（1995）
「Nutritional Biochemistry and Metabolism」，M. C. Linder, Elsevier（1985）
「からだに役立つ水溶性ビタミン」，雪印乳業株式会社健康生活研究所編集，柘植治人監修，雪印乳業株式会社健康生活研究所（1992）
「水溶性ビタミン」，日本ビタミン学会編集，化学同人（1989）
「脂溶性ビタミン」，日本ビタミン学会編集，化学同人（1990）
「ビタミンと栄養」，日本ビタミン学会編集，化学同人（1990）
「金属とヒト」，和田　攻，朝倉書店（1985）
「ミネラル・微量元素の栄養学」，鈴木継美，和田　攻編集，第一出版（1994）
「生体内金属元素」，糸川嘉則，五島孜郎責任編集，光生館（1994）
「国民栄養の現状」，健康・栄養情報研究会，第一出版（2000）

第4章

「食物繊維」，印南　敏，桐山修八編著，第一出版（1982）
「食品大百科事典」，食品総合研究所編集，朝倉書店（2001）
「農芸化学の事典」，鈴木昭憲，荒井綜一編集，朝倉書店（2002）
「色から見た食品のサイエンス」，高宮和彦ら編集，サイエンスフォーラム（2004）
「食品機能学」，寺尾純二，山西倫太郎，高村仁知，光生館（2003）
「食と生活習慣病」，菅原　努監修，昭和堂（2003）
「食品の含量表」，食品成分研究会編集，印南　敏，菅原龍幸，鈴木一正，辻　啓介責任編集，医歯薬出版（1985）
「非栄養素と生体機能」，吉田　昭，杉本悦郎責任編集，光生館（1987）
「食品科学」，安井　勉，桐山修八編著，三共出版（1988）
「アルコールと栄養」，糸川嘉則，栗山欣弥，安本教傳責任編集，光生館（1992）
「発がん物質」，杉村　隆，中公新書（1982）

第5章

「香辛料成分の食品機能」，岩井和夫，中谷延二編集，光生館（1989）
「調味料・香辛料の事典」，福場博保，小林彰夫編集，朝倉書店（1991）
「フリーラジカルって何だ？」，近藤元治，日本医学館（1991）
「薬物代謝の酵素系」，佐藤　了，大村恒雄編集，講談社サイエンティフィク（1989）
「活性酸素―生物での生成・消去・作用の機構」，蛋白質核酸酵素臨時増刊 **33**（16），

中野　稔，浅田浩二，大柳善彦編集，共立出版（1988）
「活性酸素―化学・生物学・医学」，八木國夫，中野　稔監修，医歯薬出版（1987）
「過酸化脂質と生体」，内山　充，松尾光芳，嵯峨井勝編著，学会出版センター
　　　（1985）
「SODと活性酸素調節剤」，大柳善彦，日本医学館（1989）
「抗酸化物質―フリーラジカルと生体防御」，二木鋭雄，島崎弘幸，美濃　真編集，学
　　　会出版センター（1994）
「活性酸素と栄養」，水上茂樹，五十嵐斉編集，光生館（1995）
「続生化学実験講座（7）情報伝達と細胞応答（上）」，室田誠逸，日本生化学会編集，
　　　東京化学同人（1986）
「フリーラジカルと生体」，B.ハリウェル，J. M. C.ガッタリッチ，学会出版センター
　　　（1988）

第6章

「標準生理学　第3版」，本郷利憲ら編集，医学書院（1994）
「最新栄養学　第6版」，ILSI編集，木村修一ら訳，建帛社（1991）

索　引

あ　行

IDF　134
IDL　71
IP₃　31
亜鉛　125,131,132,177
アガリクス　153
悪玉コレステロール　80
アクチン　89
アクチンフィラメント　16
アグリコン　140
アコニット酸ヒドラターゼ　55
味細胞　20
アシドーシス　62
アシルキャリアータンパク質　74
アシル CoA　65,129
アシル CoA コレステロールアシル転移酵素　70,79
アスコルビン酸　113
アスタキサンチン　145,146
アスパラギン酸　61
アスピリン　169
アセチルコリン　18,23,24,68,151
アセチル CoA　54,72
アセチル CoA カルボキシラーゼ　74,112
アセトアルデヒド　162
アセトイン　162
(1′S)-1′-アセトキシカビコールアセテート　151
アセト酢酸　77
アセトン　77
アデニル酸シクラーゼ　50,110
アデニル酸シクラーゼ活性　31
アデノシルコバラミン　108
アテローム性動脈硬化症　183
アドレナリン　25,50,152
　　——の α 作用　52
　　——の β 作用　52
アドレナリンレセプター　28
アナフィラキシー誘発　171
アフラトキシン B₁　156
アホエン　150
アポタンパク質　70,72
アミノ基転移酵素　88
アミノ酸　85
アミノ酸残基　85
アミノ酸スコア　99
アミノ酸評点パターン　100
アミノ酸プール　96
アミノ糖　47
アミノペプチダーゼ　36
アミラーゼ　35,37
アミロイドーシス　176
アミログルコシダーゼ　134
アラキドン酸　66,81,169
アラキドン酸カスケード　168
アラニン　61
アリイナーゼ　150
アリシン　150
アリチアミン　150
アリール炭化水素受容体　142
RNA ポリメラーゼ　90
L アルギニン　172
アルギン酸ナトリウム　135
アルコール　160
　　——の代謝　161
アルコール性肝障害　162
アルデヒド脱水素酵素　161
アルテピリン C　151
アルドラーゼ　52
α-アミラーゼ　134
α-カロテン　145
α-ケト酸　94
7α-水酸化コレステロール　78
α-トコフェロール　119
α-ヘリックス　86
α-リノレン酸　66,81
アルブミン　90
アレルギー　83,142
アロステリック活性化　54
アンジオテンシンレセプター　28
アントシアニジン　141
アントラキノン　141
アンドロゲン　29
アンモニア　94,137

胃　34
胃液　34,129
イオウ　128
胃がん　2
胃酸　162
胃腺　10
イソクエン酸脱水素酵素　54,55
イソチオシアネート　150
イソフラボン　141,142
イソプレン　146
イソプレン骨格　143
イソマルターゼ　36
イソマルトオリゴ糖　139
一次構造　86
一重項酸素　144,180,182
NO　142
一酸化窒素　167,170
NO 合成酵素　142,147,172
1 相酵素活性　150
1 相反応　160,165
遺伝子　84
遺伝子発現　84
イノシトール　122
イノシトール 1,4,5-三リン酸　31
EPA　66,81,170
異物　160,165
胃リパーゼ　68
陰窩　10

インクレチン 42
インスリン 2,25,42,44,50,60,61,76,136
インスリン依存型糖尿病 61
インスリン非依存型糖尿病 61
インスリン様成長因子1 24
インスリン様成長因子1レセプター 28
インスリンレセプター 28
インドメタシン 168
インドール 137
イントロン 92

ウェルニッケ脳症 105
ウォーミングアップ 52
う歯 132
ウロン酸 47
ウロン酸回路 57
運動不足 62
運搬機能 89

エイコサノイド 24,26,82,121,167
エイコサペンタエン酸 66
HETE 170
hnRNA 92
HMG-CoA 74,78
HMG-CoA還元酵素 78,79
HO 179
HDL 71
HPETE 170
栄養状態 7
エキソン 92
SH化合物 158
SOD 153,176
SDF 134
エストラジオール 24
エストロゲン 29
エストロゲン受容体 143
エストロゲン様の作用 151
ATP 46,49,56,72
n-3系 66,81,172
n-6系 66,81,172
NADH 52,56,161
NADHレダクターゼ 165

NADPH 46,56,74,172
NADPHオキシダーゼ 163
NAD^+ 52,109
NPU 99
エネルギー変換機能 89
エノラーゼ 52
エピガロカテキンガレート 143
エピネフリン 25
エピメラーゼ 88
FAD 106
$FADH_2$ 54
FMN 106
MT-1 153
エモジン 143
エライジン酸 64
エルゴカルシフェロール 117
エルゴステロール 68
LDL 71,78,80,180,183
LDLコレステロール 80,135
LDL受容体 78
エンケファリン 41
炎症 83,171
塩素 128
エントログルカゴン 41,42
エンテロペプチダーゼ 36
エンテロラクトン 151

8-OHdG 153
オキザロ酢酸 97
2-オキソグルタル酸 54
2-オキソグルタル酸脱水素酵素 104,111
2-オキソグルタル酸脱水素酵素複合体 54,55
オートクリン型シグナル 26
オートファゴソーム 92
オートファジー 92
オピオイドペプチド 23
ω3系 66
ω6系 66
オーラプテン 151
オリゴ糖 47,139
オリゴペプチド 86
オルトジオール 142

オレイン酸 64,65,74,81
オロト酸 122

か 行

壊血病 114
開始段階 157
回腸 35
解糖系 52
カイロミクロン 70,116,119
化学シグナル 23
化学伝達 22
化学発がん物質 156
核酸代謝 129
核内レセプター 29,144
過酸化脂質 167,173
過酸化水素 57,164,175
過剰症 117
過剰摂取 129
過食 62
加水分解酵素 88
ガストリックインヒビトリーポリペプチド 42
ガストリン 41
カタラーゼ 178
脚気 104
褐色脂肪細胞 17
活性アミノ酸 23
活性アミン 23
活性酸素 114
活性酸素種 174
活性酸素障害説 182
活性酸素毒 163
活性中心 87
カテキン 143
カテコール 142
カテコールアミン 23,86
カテプシン 92
カドミウム 132
カフェ酸 141
カプサイシン 151
ガラクタン 135
ガラクツロナン 135
ガラクトオリゴ糖 139
ガラクトース 57
ガラクトース1-リン酸 57

索　引

ガラクトマンナン　135
カラゲニン　135
辛味成分　150
カリウム　125,126,128,186
果粒球　17
カルシウム　118,123,125,126
Ca^{2+}　31
Ca^{2+}濃度　52
カルシウム吸収　127
カルシウム輸送機構　22
カルニチン　114,122
カルニチンアシル転移酵素　72,74
カルボキシペプチダーゼ　37
カルボキシメチルセルロース　135
カルボニックアンヒドラーゼ　189
カロテノイド　143,182,183
渇き　186
がん　2,174
がん遺伝子　92
還元型コエンザイムQ　179
肝硬変　176
肝細胞　13
肝細胞増殖因子　28
間質液　186
肝性リパーゼ　71,72
間接変異原　158
肝臓　13,58
カンタキサンチン　145,146
間脳　60
カンペステロール　68
γ-アミノ酪酸　23,24,86
γ-グロブリン　90
含硫アミノ酸　128
含硫化合物　148

気管支収縮　171
キサンチンオキシダーゼ　106
キサントフィル　143
基質　87
キシラン　135
キチン　135,153
キトサン　153

キヌレニン-3-ヒドロキシラーゼ　106
機能性部分　124
機能鉄　125,129
基本転写因子　90
キモトリプシン　36
吸収担体　38
狭心症　172
局所ケミカルメディエーター　26,81,147,170
極低密度リポタンパク質　71
巨赤芽球　109
巨赤芽球性貧血　112
筋萎縮　128
近位尿細管　189
筋間神経叢　10
ギンコライドA　147
筋細胞　16
筋フィラメント　16

グアニル酸シクラーゼ　172
空腸　35
偶発がん　182
クエン酸　54
クエン酸シンターゼ　55
ククルビタミンA　147
グリコーゲン　48
　　――の分解　49
グリコーゲン合成酵素　50
グリコーゲンホスホリラーゼ　107
グリセルアルデヒド　57
グリセルアルデヒドリン酸脱水素酵素　52
グリセロール　57
グリセロールリン酸シャトル　56
グリチルリチン　147
クリプト　10,36
グルカゴン　44,50,60,76
グルカゴン様ペプチド　42
グルカゴンレセプター　28
クルクミン　141,142
グルクロニド抱合　140
グルクロン酸経路　57

グルコキナーゼ　48
グルココルチコイド　29,50
グルコシノレート　150
グルコース　1,46
グルコース1-リン酸　49
グルコース-6-ホスファターゼ　49,52
グルコース6-リン酸　48
グルコース-アラニン回路　59
グルコースホスフェートイソメラーゼ　52
グルコース輸送担体　38,143
グルコマンナン　135
グルタチオン　57,113,177
グルタチオンS-転移酵素　150,160,170,178
グルタチオンペルオキシダーゼ　124,173,177
グルタチオン抱合　160
グルタミン　96
グルタミン酸　23,61,94
グルタミン酸脱水素酵素　94
グルタミン酸レセプター　28
クレアチンリン酸　49
クレスチン　153
クロム　126,131,132
クワシオルコール　132

形質転換　157
ケイ素　132
血圧降下　153
血液　17,186
血液凝固因子　121
血管拡張　82,171
血管収縮　171
血管内皮細胞　172
血球　17
血漿　17
血漿コレステロール濃度　80
血小板　82,170
血小板凝集　82,121,172
血小板凝集阻害活性　150
血小板由来成長因子レセプター　28
血栓症　82

血糖　44, 60
血糖値　1, 44, 60, 61, 76, 136
ケト原性　96
ケト原性アミノ酸　97
ケトーシス　77
ケトン血症　62, 77
ケトン体　77, 96, 97
ケトン尿症　77
ケラチン　89
ゲラニアール　147
ケルセチン　141
健康寿命　155
原腸　8
原尿　189

好塩基球　17
口角炎　107
高カリウム血症　128
抗がん効果　147, 150
抗がん作用　153
高血圧症　176
抗酸化酵素　176
抗酸化性物質　181
抗酸化能　114, 120, 142, 144, 179
抗酸化防御機構　179
好酸球　17
高次構造　87
抗出血性ビタミン　121
甲状腺腫　132
甲状腺ホルモン　24, 29
酵素　87
構造構築機能　89
高タンパク質食　102
好中球　17, 163
高密度リポタンパク質　70
呼吸鎖　54
克山病　132
骨関節炎　176
骨吸収　171
骨粗鬆症　122, 127, 139, 143
コハク酸脱水素酵素　55, 106
コバルト　131
コラーゲン　89, 114
コリ回路　59

コリパーゼ　69
コリン　122
ゴルジ装置　10
コルチゾール　24
コレカルシフェロール　117
コレシストキニン　41, 43
コレステロール　68, 78, 114, 183
　　——の逆転送　72
コレステロール7α-水酸化酵素　78
コレステロールエステル　68, 72
コレステロールエステル加水分解酵素　68, 79
コンドロイチン硫酸　128, 134

さ 行

cAMP　31, 50
cAMP依存性タンパク質キナーゼ　50
cAMP依存性プロテインキナーゼ　31
cGMP　31, 142, 172
cGMP依存性プロテインキナーゼ　31
cGMPホスホジエステラーゼ　31
細胞　8
細胞外液　186
細胞間情報伝達システム　22
細胞増殖因子型レセプター　28
細胞内液　186
細胞内膜　21
細胞膜　21
細胞膜レセプター　27
杯細胞　10
サクシニルCoA　54
サクシニルCoAシンテターゼ　55
サブスタンスP　41, 151
サブユニット　86
酸化還元酵素　87, 110
酸化ストレス　153, 179
三次構造　86

酸素　163
酸素毒　174

GIP　42
次亜塩素酸　164
ジアシルグリセロール　31, 67
シアニジン　141
シアノコバラミン　107
ジアリルスルフィド　150
GST　178
ジエステラーゼ　50
GLP-1　42
CoA　110
ジオキシゲナーゼ　115, 144
子宮がん　143
子宮筋収縮　171
糸球体　189
軸索　17
シグナル　22
シクロオキシゲナーゼ　82, 142, 170
CCK　41
脂質　63
　　——の過酸化　80
　　——の摂取量　83
脂質アルコキシラジカル　175
脂質二重層　21, 67
脂質ペルオキシラジカル　146, 175
シス因子　90
シス型　63, 64
ジスルフィド結合　86
シゾフィラン　153
Gタンパク質　30
質的調節　87
GTP結合タンパク質　30
ジテルペノイド　147
シトクロム　129
シトクロムP450　114
シトステロール　68
シナプス　17
シナプス型シグナル　26
GPX　177
ジヒドロキシアセトンリン酸　57, 58

索　引

1,25-ジヒドロキシビタミンD　117
脂肪肝　161
脂肪酸　63,72
脂肪酸合成酵素　74
脂肪酸ヒドロペルオキシド　173
脂肪の動員　76,77,97
シュウ酸　127
従属栄養生物　46
十二指腸　35
絨毛　36
主栄養素の摂取比　2
樹状突起　17
受容体　22
循環器疾患　2,153
消化管　8
消化管ホルモン　40
消化酵素　88
脂溶性ビタミン　115
脂溶性リガンド　25
小腸　35
情報伝達機能　88
情報伝達のクロストーク　92
情報伝達路間のクロストーク　32
正味タンパク質利用率　99
食塩　187
食塊　34,135
食細胞　163
食事コレステロール　80
触媒機能　87
植物性食品　134,158
食物繊維　133
　　──の所要量　137
ショ糖　57
CYP　114,165
CYP酵素　142,160
CYP酵素系　163
心筋梗塞　82
神経　81
神経細胞　17,170
神経成長因子　24
神経節　9
神経伝達物質　17,23

ジンゲロン　152
真性糖尿病　176
ジンセノシド R_{g2}　149
腎臓　189
浸透圧　90,187
　　──の調節　123,129
浸透圧渇中枢　187

膵液　36
膵液リパーゼ　68,69
水素添加　67
水溶性ビタミン　103
水溶性リガンド　25
スカベンジャー経路　80
スカベンジャー受容体　80
スクアレン　174
スクラーゼ　36,57
スズ　132
ステアリン酸　64,65,74
ステビオシド　147
ステロイドの合成　57
ステロイドホルモン　78
スーパーオキシド　163,176
スーパーオキシドジスムターゼ　153,176
スフィンゴ脂質　83
スプライシング　92
スルフォラファン　150

ゼアキサンチン　145
制限アミノ酸　100
生体シグナル　167
生体防御系　163
生体膜　21,78,81,120
　　──の流動性　81
生物価　99
セカンドメッセンジャー　30
セクレチン　42,43
セサミノール　151
セスキテルペノイド　146
赤血球　17,57
セファリン　67
セルロース　134
セルロプラスミン　179
ゼルンボン　147

セレン　124,126,131,132,178
セレン欠乏　132
セレン酵素　124
セロトニン　2,23
善玉コレステロール　80
全トランス型レチノール　115
腺房細胞　15
前立腺がん　143
促進拡散　37
促進段階　157
組織間液　187
咀嚼　33,135
粗繊維　134
ソマトスタチン　42,43

た　行

ダイオキシン　142
体脂肪　77
大豆オリゴ糖　139
大腸がん　2
タイトジャンクション　12
体内半減期　142
タウリン　86
唾液　33
唾液アミラーゼ　36
多価不飽和脂肪酸　63,66,82
多糖　47
単球　17
短鎖脂肪酸　136,137
胆汁酸　37,69,78
胆汁酸合成　165
担体タンパク質　89
タンニン　130
タンパク質　84
　　──の変性　87
　　──のリン酸化　31
タンパク質維持必要量　100
タンパク質機能調節作用　142
タンパク質合成　129
タンパク質代謝の動的平衡　98
タンパク質リン酸化系　31
タンパク質リン酸化酵素　28,88

チアミン 103
チアミン二リン酸 103
チオシアネート 150
チタン 132
窒素出納法 98
中間密度リポタンパク質 71
中鎖トリアシルグリセロール 67,69
中性脂肪 63
チューブリン 89
腸肝循環 69,78
腸細胞 10
腸内環境改善 136
調理発がん物質 156
直接変異原 158
貯蔵性部分 124
貯蔵鉄 125,129
鎮痛 153

DHA 66,81,170
TXA$_2$ 82
DNA 84
低カリウム血症 128
TCA 回路 54,72,94
低ナトリウム食 129
低密度リポタンパク質 71
デオキシ糖 47
デオキシリボヌクレアーゼ 37
適正量の幅 7
テタニー 127
鉄 125,129
鉄吸収率 130
テトラテルペノイド 146
デヒドロアスコルビン酸 113,182
7-デヒドロコレステロール 117
Δ5不飽和化酵素 65
Δ6不飽和化酵素 65,81
テルペノイド 146
転移RNA 92
転移酵素 88
電解質 123,186
電子伝達系 54
転写制御因子 90

デンプン 46
銅 125,131,132,178
糖原性 96
糖原性アミノ酸 59,97
糖脂質 47
糖質 46
 ──の摂取量 62
糖新生 59,77,96
逃走ホルモン 50
闘争ホルモン 50
糖タンパク質 47
糖尿病 2,38,61,77,136,153
糖尿病予防 45
動物性タンパク質 102
動脈硬化症 78,82,114,176,183
ドコサヘキサエン酸 66
トコトリエノール 119
トコフェロール 119
ドーパミン 23
ドメイン 86
トランスケトラーゼ 104
トランス作用因子 90
トランス脂肪酸 64,67,80
トランスデューサー 28
トランスフェリン 130,175,179
トリアシルグリセロール 63,67
トリオースホスフェートイソメラーゼ 52
トリテルペノイド 146
トリプシン 36
トリプトファン 2,109
トロンボキサン 82,171

な 行

ナイアシン 109
内分泌型シグナル 25
内分泌細胞 10
ナトリウム 125,126,129,186
鉛 132
ナリンゲニン 141
難消化性成分 134

ニコチンアミド 109
ニコチン酸 86,109
ニコチン性アセチルコリンレセプター 28
二酸化炭素 54,56
二次構造 86
二次胆汁酸 136,137
2相酵素 150
2相反応 160,165
ニッケル 132
ニトリル 150
ニトログリセリン 172
ニトロソアミン 137,157,158
ニトロソ化合物 156
乳がん 2,143
乳酸 49,52
乳酸菌 136
乳酸脱水素酵素 52,54
乳糖不耐症 62
ニューロテンシン 41
ニューロペプチド 23
尿細管 189
尿酸 180
尿素回路 94

ヌクレアーゼ 37

ネラール 147
粘液細胞 10
粘膜 8
粘膜下神経叢 9

脳圧亢進 117
能動輸送 37
ノルアドレナリン 18,23,152
ノルエピネフリン 24

は 行

歯 123
排尿 188
パーキンソン病 176
白筋 59
白色脂肪細胞 16
発がん 155
発汗 188

発がん過程　157
発がん性　156
白血球　17, 182
発展段階　158
バナジウム　132
パネート細胞　10
ハプトグロビン　179
パラクリン型シグナル　26
パルミチン酸　65, 74, 80
パルミトレイン酸　65
パンクレアティックポリペプチド　44
パントテン酸　110

ヒアルロン酸　57
非栄養素　133
ビオシチン　112
ビオチニダーゼ　112
p-クレゾール　137
PGH シンターゼ　168
微絨毛　12, 36
ヒスタミン　24, 26, 86
ヒ素　132
ビタミン　102
ビタミン E　119, 181, 182
ビタミン A　29, 115, 144
ビタミン H　112
ビタミン M　111
ビタミン K　120
ビタミン K 依存カルボキシラーゼ　121
ビタミン C　113, 130, 158, 167, 179, 181
ビタミン D　29, 117, 126
ビタミン P　122
ビタミン B_1　103, 162
ビタミン B_2　106
ビタミン B_3　109
ビタミン B_5　110
ビタミン B_6　107
ビタミン B_{12}　107
ビタミン B 群　103
ビタミン U　122
必須アミノ酸　85
必須脂肪酸　66

必須微量元素　123, 132
3-ヒドロキシ-3-メチルグルタリル CoA　78
ヒドロキシアパタイト　128
ヒドロキシ酸　170
8-ヒドロキシデオキシグアノシン　153
ヒドロキシラジカル　175, 180
ヒドロキソコバラミン　108
15-ヒドロペルオキシ-9,11-エンドペルオキシド　169
ヒドロペルオキシ酸　170
ヒドロペルオキシラジカル　180
PP　41, 44
BV　99
ビフィズス因子　122
ビフィズス菌　137
皮膚炎　107
非ヘム鉄　130
ピペリン　152
肥満　62
肥満防止　135
ピリドキサールリン酸　107
微量元素　123
ビリルビン　180
ピルビン酸　52, 74
ピルビン酸カルボキシラーゼ　52, 111, 112
ピルビン酸キナーゼ　52, 54
ピルビン酸脱水素酵素複合体　52, 54, 104, 111
ピロロキノリンキノン　122

ファーストメッセンジャー　30
VIP　41
VLDL　71, 119
フィチン酸　127, 130
フィブリン　121
フィロキノン　120
フェニルプロパノイド　141
フェニルプロパンの重合体　135
フェノール　137
フェリチン　129, 175

フェロオキシダーゼ活性　179
不可欠アミノ酸　85
不可欠糖質　47
不可避損失　98
副甲状腺ホルモン　118, 126
複合体　87
副腎皮質刺激ホルモン　50
フコキサンチン　145
プタキロサイド　156
フッ素　132
不飽和脂肪酸　173
　——の二重結合位置　66
フマレートヒドラターゼ　55
フラバノン　141, 143
フラビン酵素　106
フラボノイド　140, 183
フラボノール　141
フラボン　141
フルクトオリゴ糖　139
フルクトース　47, 57
フルクトース-1,6-ビスホスファターゼ　52, 54
フルクトース-1-ホスフェートアルドラーゼ　57
フルクトース 2,6-二リン酸　54
プレバイオティクス　137
プロゲステロン　29
プロスキー法　134
プロスタグランジン　171
プロスタグランジンエンドペルオキシド合成酵素　169
プロスタサイクリン　82
プロテアーゼ　92
プロテインキナーゼ　142
プロテインキナーゼ C　31
プロトロンビン　121
プロバイオティクス　137
プロピオニル CoA カルボキシラーゼ　112
プロビタミン A　115, 144
プロリルヒドラキシラーゼ　114
プロリン　114
分岐鎖アミノ酸　94, 111

噴門 34

平滑筋 172
ヘキソキナーゼ 48, 52
ペクチン 134
ヘスペリジン 143
β-カロテン 115, 144, 145
β-クリプトキサンチン 145
β-グルカン 153
β-D-グルカン 135
β-構造 86
β酸化 72, 114
β-ヒドロキシ酪酸 77
β-メチルクロトニル CoA カルボキシラーゼ 112
ヘテロサイクリックアミン 156
ペプシノーゲン 10
ペプシン 35, 36
ペプチド 85, 153
ペプチド結合 85
ペプチド YY 43
ヘミセルロース 134
ヘムオキシゲナーゼ 179
ヘム鉄 129
ヘム分子 165
ヘモグロビン 89, 129
　――の糖化 61
ヘモジデリン 129
ヘモペキシン 179
ペラグラ 110
ペリラアルコール 147
ペルオキシナイトライト 171, 177
変異原物質 158
ベンズピレン 157
ペントースリン酸回路 56, 74
ヘンレ係蹄 189

抱合 160
ホウ素 132
泡沫化 80
泡沫細胞 183
飽和脂肪酸 3, 63, 65
補酵素 103

ホスファチジルエタノールアミン 67
ホスファチジルコリン 67
3′-ホスホアデノシン-5′-ホスホ硫酸 160
ホスホエノールピルビン酸カルボキシラーゼ 52
ホスホグリセリン酸キナーゼ 52
ホスホグリセリン酸ムターゼ 52
ホスホグルコムターゼ 49
4′-ホスホパンテテイン 110
6-ホスホフルクト-1-キナーゼ 54
6-ホスホフルクト-2-キナーゼ 54
ホスホリパーゼ A_2 68, 70, 167, 173
ホスホリパーゼ C 31
5-ホスホリボシル 1-ピロリン酸 57
ホスホリラーゼ 49, 50
ホスホリラーゼキナーゼ 50
補体 163
骨 123, 126, 129
ポリウロニド 135
ポリ ADP-リボシル化 110
ポリグルコサミン 135
ポリグルタミン酸 111
ポリデキストロース 135
ポリフェノール 140, 184
ポリペプチド 86
ホリルポリグルタミン酸ヒドロラーゼ 111
ホルモン感受性リパーゼ 76
ボンベシン 41

ま 行

膜機能 21, 81
膜消化 37, 57
膜透過機構 22
マグネシウム 123, 125, 129
マグネシウム欠乏 129

マクロファージ 17, 80, 163, 172, 183
マルターゼ 36
マロニル CoA 74
マロンアルデヒド 153
マンガン 125, 131, 177
マンナン 135

ミエロペルオキシダーゼ 164
ミオグロビン 129
ミオシン 89
ミオシンフィラメント 16
水 186
ミネラル 123
ミネラルコルチコイド 29, 128
味蕾 19
ミリスチン酸 65
ミロシナーゼ 150

無果粒球 17
無機質 123
　――の必要量 125
虫歯 132
ムターゼ 88
ムチン 34

メチオニンシンターゼ 108
メチルコバラミン 108
6-メチルスルフィニルヘキシルイソチオシアネート 150
メチルセルロース 135
メチルマロニル CoA ムターゼ 108
メッセンジャー RNA 90
メナキノン 120
免疫抑制 171
メンケス病 132
メントール 146

モチリン 42, 43
2-モノアシルグリセロール 69
モノアシルグリセロール 67
モノデヒドロアスコルビン酸 113, 182
モノテルペノイド 146

モノ不飽和脂肪酸　63,65
モリブデン　126,131,132

や　行

薬物代謝系　159
夜盲症　117

有害物質の除去　136
有機酸　137
幽門　34
UTP　49
UDP-グルクロン酸転移酵素　140,160
UDP-グルコース　57
ユビキチン　92
ユビキチン-26Sプロテアソーム　92
ユビキチン活性化酵素　93
ユビキチン結合酵素　93
ユビキチン認識識別酵素　93
ユビキノール　180
ユビキノン　122

葉酸　111
ヨウ素　126,131
ヨウ素欠乏　132
四次構造　86

ら　行

ラウリン酸　65
ラクターゼ　57
ラクターゼ活性　62
ラクトース　57
ラクトフェリン　179
ラジカル連鎖反応　176,182
ラセマーゼ　88
ラフィノース　139

リアーゼ　88
リガーゼ　88
リガンド結合領域　29
リグナン　150
リグニン　134,150
リコペン　145,146
リジルヒドロキシラーゼ　114
リソソーム　92
リゾリン脂質　70
リチウム　132
律速酵素　87
利尿効果　189
利尿ホルモン　188
リノール酸　64,66,80
リパーゼ　37
リポキシゲナーゼ　169
リポキシン　170
リポ酸　122
リボース5-リン酸　48,57
リポタンパク質　70
リポタンパク質リパーゼ　70,72
リボヌクレアーゼ　37
リポフスチン　182
リボフラビン　106
リモニン　147
リモネン　147
硫酸化ムコ多糖　135

硫酸転移酵素　140,160
硫酸抱合　141,160
量的調節　87
リン　123,126,128
リンゴ酸-アスパラギン酸シャトル　56
リンゴ酸酵素　74
リンゴ酸脱水素酵素　55
リン酸　119
リン脂質　67
リン脂質ヒドロペルオキシド　173,178
リンパ球　17

ルテイン　145
ルテオリン　141
ルビジウム　132

レシチン　67
レシチンコレステロールアシル転移酵素　71,79
レスベラトロール　141
レセプター　22
レチノイン酸　29,116
レチノール　115
レチノールエステル　116
レンチナン　153

ロイコトリエン　170
老化　183
老人性認知症　176
ロスマノール　147
ロドプシン　28,117

栄養機能化学(第3版)　　　　　　　定価はカバーに表示

1996年3月20日	初　版第1刷
2004年3月20日	第9刷
2005年2月25日	第2版第1刷
2014年1月20日	第8刷
2015年3月20日	第3版第1刷
2021年8月25日	第5刷

編　者　栄養機能化学研究会
発行者　朝　倉　誠　造
発行所　株式会社　朝　倉　書　店

東京都新宿区新小川町6-29
郵便番号　162-8707
電　話　03(3260)0141
ＦＡＸ　03(3260)0180
http://www.asakura.co.jp

〈検印省略〉

© 2015〈無断複写・転載を禁ず〉　　　　Printed in Korea

ISBN 978-4-254-43117-9　C 3061

JCOPY <出版者著作権管理機構 委託出版物>

本書の無断複写は著作権法上での例外を除き禁じられています。複写される場合は、そのつど事前に、出版者著作権管理機構（電話 03-5244-5088, FAX 03-5244-5089, e-mail: info@jcopy.or.jp）の許諾を得てください。

中部大 野口　忠他著
最新 栄 養 化 学
43067-7 C3061　　　　A5判 248頁 本体4200円

食品の栄養機能の研究の進展した今日、時代の要請に応えうる標準的なテキスト。〔内容〕序論／消化と吸収／代謝調節と分子栄養学／糖質／タンパク質・アミノ酸／ビタミン／ミネラル／食物繊維／エネルギー代謝／栄養所要量と科学的生活

新潟大 鈴木敦士・東大 渡部終五・千葉大 中川弘毅編
食品成分シリーズ
タンパク質の科学
43513-9 C3361　　　　A5判 216頁 本体4700円

主要タンパク質の一次構造も記載。〔内容〕序論／畜産食品(畜肉、乳、卵)／水産食品(魚貝肉、海藻、水産食品、タンパク質の変化)／植物性食品(ダイズ、コムギ、コメ、その他、タンパク質の変化、製造と応用)／タンパク質の栄養科学

茨城キリスト大 板倉弘重編
食品成分シリーズ
脂 質 の 科 学
43514-6 C3361　　　　A5判 216頁 本体4700円

食品の脂質と身体との関係を、主として生理学・生化学・内科学的視点から最新成果を第一線研究者が解説。〔内容〕脂質の種類と機能／脂質の消化と吸収／脂質代謝とその調節／脂質代謝異常症／脂質代謝と疾病／脂質と健康／脂質科学の研究史

前鹿児島大 伊藤三郎編
食物と健康の科学シリーズ
果実の機能と科学
43541-2 C3361　　　　A5判 244頁 本体4500円

高い機能性と嗜好性をあわせもつすぐれた食品である果実について、生理・生化学、栄養機能といった様々な側面から解説した最新の書。〔内容〕果実の植物学／成熟生理と生化学／栄養・食品化学／健康科学／各種果実の機能特性／他

前岩手大 小野伴忠・宮城大 下山田真・東北大 村本光二編
食物と健康の科学シリーズ
大豆の機能と科学
43542-9 C3361　　　　A5判 224頁 本体4300円

高タンパク・高栄養で「畑の肉」として知られる大豆を生物学、栄養学、健康機能、食品加工といったさまざまな面から解説。〔内容〕マメ科植物と大豆の起源種／大豆のタンパク質／大豆食品の種類／大豆タンパク製品の種類と製造法／他

前宇都宮大 前田安彦・東京家政大 宮尾茂雄編
食物と健康の科学シリーズ
漬物の機能と科学
43545-0 C3361　　　　A5判 180頁 本体3600円

古代から人類とともにあった発酵食品「漬物」について、歴史、栄養学、健康機能などさまざまな側面から解説。〔内容〕漬物の歴史／漬物用資材／漬物の健康科学／野菜の風味主体の漬物(新漬)／調味料の風味主体の漬物(古漬)／他

前日清製粉 長尾精一著
食物と健康の科学シリーズ
小麦の機能と科学
43547-4 C3361　　　　A5判 192頁 本体3600円

人類にとって最も重要な穀物である小麦について、様々な角度から解説。〔内容〕小麦とその活用の歴史／植物としての小麦／小麦粒主要成分の科学／製粉の方法と工程／小麦粉と製粉製品／品質評価／生地の性状と機能／小麦粉の加工／他

京大 伏木　亨編
運動と栄養と食品
69041-5 C3075　　　　A5判 176頁 本体3000円

好評の『スポーツと栄養と食品』の姉妹書。〔内容〕運動とアミノ酸・タンパク質／運動と筋肉への糖吸収機構／疲労感発生メカニズム／筋肉増強のメカニズム／エネルギー代謝と食品／運動とミネラル／運動時のエネルギー代謝／運動と食品

前東大 荒井綜一・東大 阿部啓子・神戸大 金沢和樹・京都府立医大 吉川敏一・栄養研 渡邊　昌編
機能性食品の事典
43094-3 C3561　　　　B5判 480頁 本体18000円

「機能性食品」に関する科学的知識を体系的に解説。様々な食品成分(アミノ酸、アスコルビン酸、ポリフェノール等)の機能や、食品のもつ効果の評価法等、最新の知識まで詳細に解説。〔内容〕I.機能性食品(機能性食品の概念／機能性食品をつくる／他)、II.機能性食品成分の科学(タンパク質／糖質／イソフラボン／ユビキノン／イソプレノイド／カロテノイド／他)、III.食品機能評価法(疫学／バイオマーカー／他)、IV.機能性食品とニュートリゲノミクス(実施例／味覚ゲノミクス／他)

上記価格(税別)は2021年 7月現在